別れに苦しむ、あなたへ。

失恋、離婚、死別の処方箋

How to erase the pain of relationship loss

精神科医Tomy

CCCメディアハウス

大丈夫。
ゆっくりでもいいのよ。

はじめに　大丈夫、いま苦しくても、きっと元気になれるから

アテクシはTomyと申します。
40代のしがないゲイの精神科医です。

クリニックで患者さんを診させていただく一方で、物書きとしてエッセイやコラムも書いております。

アテクシにはかつて、人生を共にしたパートナーがいました。
パートナーの名前はジョセフィーヌ。
同じくゲイの精神科医です。

アテクシがジョセフィーヌと出会ったのは、アテクシが27歳の頃。ジョセフィーヌは1学年上の28歳でした。

出会いはあるボランティア団体。若き精神科医だったアテクシは、自分がゲイで悩んできたことを生かして、新しい何かをはじめたかったのです。そんなときに「LG

ＢＴの医療関係者が電話でお悩み相談をする」という趣旨のボランティアサークルをネットで見つけたのです。

同じ頃、サークルに参加してきた一人の研修医がいました。それがジョセフィーヌです。

アテクシとジョセフィーヌはすぐに意気投合し、気が付けば交際をスタートさせていました。アテクシとジョセフィーヌはほとんど毎日顔を合わせ、それでもまったく飽きることもなく日々を楽しく過ごしていたのです。

アテクシにとっては「ああ、彼と出会うためにアテクシはゲイとして生まれてきたのね」とすら思えるほど、彼は最高のパートナーでした。

しかし、そんな楽しい日々は突然終わりを告げました。

出会いから8年目のある春の日、彼はこの世から儚《はかな》く消えてしまったのです。

アテクシは当然激しく苦しみました。

寂しくつらく、こんなときこそ寄り添って相談に乗ってほしいジョセフィーヌが側にいないのです。

この時期のアテクシは仕事も多忙で、次から次へと大変な問題が起こりました。心身ともにいっぱいいっぱいの状態で、とうとうアテクシは体調を崩してしまいました。

朝起きたら泣きそうになり、夜が来るのが怖い日々が続きました。それでもアテクシは自分で自分に答えを出すしかありませんでした。


それから、数年が経ちました。

いまは再び、自分らしく生きることができるようになりました。


もちろん、まだまだジョセフィーヌのことを思い出して悲しみにくれることはあります。でも、「自分の生」が再び手元に戻ってきたのです。

苦しみの渦中にあった頃、アテクシは自分が生きるために考えた言葉をメモしていました。いつか、同じような悩みを持つ人の助けになるように、と。それから、外来で、「大切な人を失った人」も診ていくことにしました。


大切な人を失う。

大切な人と別れる。

そういうことは誰にでも起こることです。

せっかくアテクシなりに、少し楽になるための方法を見つけたのだから、皆さんがそういうつらい思いをするときには、アテクシの考えた方法を使ってもらえればいいのではないか。そんな風にして、この本を書くことを思いつきました。

本書では、アテクシの死別の経験を基礎に据えながら、失恋や離婚など、広く「別れ」全般について扱います。

大切な人がもう戻らない。

もう会えない。

そういう意味では、相手が生きてはいるけれども、失恋や離婚だって死別のような苦しみになり得るからです。

あなたはいま、「大切な人との別れ」を受け止めることができなくて、苦しくて本書を手に取ったのではないでしょうか？

誰との別れですか？
どんな別れですか？
いまのあなたの状態はどんな感じですか？

何かがいままでの日常とは違っていて、異常を感じて本書を手に取ったのではないでしょうか。

でもきっと大丈夫です。
別れからの「回復プロセス」を知ることは、必ず助けになります。
この本を読んで、あなたを取り戻してください。

もくじ

第2章

精神科医として診てきたこと

別れのケーススタディー

もくじ

第3章 苦しみから抜けるためにできること

精神科医からのアドバイス

もくじ

Prologue

突然の訃報

アテクシはその日、福岡のホテルで朝を迎えました。

学会に参加するため、前の晩の仕事が終わってから新幹線に飛び乗り、博多に向かったのでした。その日は学会に出席して、午後は博多の街を散策する予定でいました。

上機嫌で朝のしたくをしながら、ふと携帯に目をやると、何件かの着信が入っていました。勤務先の病院からです。

休み中の病院からの呼び出しというのは、精神科の場合、よくあることではありません。

胸騒ぎを覚えながら病院に電話をかけ直しました。

「あ、おはようございます。Ｔｏｍｙです。どうされましたか？」

電話の向こうの声には明らかな動揺の色があった。

「おはようございます。先生。あの、あのですね……実はジョセフィーヌ先生と連絡がつかなくって」

ジョセフィーヌも精神科医なので、アテクシは自分が休みのときの代診を彼にお願いしていたのです。

一瞬、脳の動きが止まってしまったかのようになりました。

ジョセフィーヌは大変真面目な性格で、石橋を叩いて壊すような人です。仕事に遅刻するとか、すっぽかすとか、そんなことはあり得ません。

あわてて携帯で彼の番号にかけましたが、電源が切られているようです。

アテクシとジョセフィーヌは2ＬＤＫのアパートに同棲していました。車がなければどこにもいけない場所だったので、とりあえず車がどこにあるかだけでも確認する必要がありました。

すぐに大家さんに連絡してみることにしました。

「あ、ご無沙汰しております。ジョセフィーヌとルームシェアさせていただいているＴｏｍｙです。ジョセフィーヌがいまどこにいるのか、行方がわからなくて。私、いま、福岡にいるものですから、アパートの駐車場に彼の車が停まっていないか確認していただけないでしょうか」

「え、そうなの？　わかりました。いま見てくるね。またかけ直すから、この番号でいいですね」

「はい」


アテクシにはわかっていました。ただごとではない何かが起こっているのだと。


アテクシは電話をかけている最中も落ち着かず、ホテルを出て、ずっとウロウロと歩き回っていました。こんなときなのに、なぜか当時流行っていたアバクロのアウトレットショップに足を踏み入れていました。博多にしかなくて、学会出張中にシャツでも買おうかと考えていたお店でした。

大家さんからの電話を待つ間、アテクシは不安のあまり日常通りのことがしたくて、シャツを数枚買ったのです。

買い終わってお店から出ても、まだ大家さんから着信はありませんでした。待っていられず、アテクシからもう一度かけることにしました。

「何度もすいません。大家さん……」

「あ、車がアパートの玄関口に突っ込んであるのが発見されたので、先ほど合鍵を作って室内に入らせていただきました」

「それでジョセフィーヌは」

「お亡くなりになっていました」

時間が一瞬、いや、永遠に止まったかのような気がしました。

それは、考えていたなかで、もっともひどい、しかし感覚としてはいちばんあり得そうなことだと、心のどこかでわかっていた答えでした。

とりあえず、帰ろう。アテクシはすぐに新幹線に乗り家に向かいました。

帰りの新幹線の車中では不思議な時間が流れていました。

少しでも仮眠が取れたらと、グリーン車にしたのですが、「どうしよう」という困惑と、「今後どうしたら？」という将来のことが、頭の中でぐるぐると回転し、とても眠ることなどできませんでした。

しかし、落ち着かない心とはうらはらに、新幹線の車内はすいていて、妙な静けさと落ち着きがありました。

太陽の光が差し込んできて、春の日の民家の縁側のような、穏やかな空間ですらありました。そのギャップがアテクシに白昼夢のような感覚をもたらしていました。

途中、岡山で50代と思われる一人の紳士が乗り込んできました。

彼はファッションに詳しくないアテクシでも一目でわかるぐらい、仕立ての良いスーツを着ており、穏やかな表情をしていた。そしてなぜか、がらがらのグリーン車なのに、アテクシの隣の席でした。

アテクシは、**隣の紳士に自分の身に何が起きたのか、すべてを話してしまいたい衝動に駆られていました。**しかし、そんなことができるはずもなく、ただ彼が穏やかな顔のまま、話を聞いてくれる様子を想像していました。彼は、新大阪で降りていきました。

アテクシが家に着いたのは、午後6時過ぎでした。すでにあたりは暗くなりはじめていました。アテクシはそこで、急に脱力感に襲われて、崩れ落ちるようにソファに座り込み、そのまま眠りに落ちていました。

＊＊＊

悪夢のような日の翌朝、アテクシは目覚ましが鳴るより1時間も早く起きました。とんでもなく疲れていたにもかかわらず、頭は不思議と冴えていて、むしろ爽快なほどでした。

翌日、ジョセフィーヌに代診を頼むことになっていた診察を終え、彼の実家に向かいました。その日は告別式でしたが、結局、間に合いませんでした。

ジョセフィーヌの実家は40年ぐらい前に建てられた2階建ての木造住宅で、庭には大きく育った広葉樹が植えてあります。
前回来たときは明るい雰囲気の家に見えたのですが、今日は煌々《こうこう》と灯りがともっているのに、重い空気を醸し出していました。

「お疲れさま。わざわざここまでおいでいただいて」

玄関ではジョセフィーヌの母親が出迎えてくれましたが、彼女がどんな表情をしているのか、アテクシをどんな目で見ているのかが怖くて、まったく目を合わせられませんでした。ただ、家に一歩足を踏み入れたとたん「ジョセフィーヌがここにいる」という想いが噴き出してきて、アテクシは引っ張られるように彼が安置されている居間に向かいました。

彼はそこにいました。

顔は意外なほど綺麗だった。もともと色白だった顔が、さらに白さを増していました。うっすらと肌にかかっている青みが、彼はもうこの世にいないのだと示していました。頭の中で矢継ぎ早に「なぜ」が駆け巡りましたが、どれも答えが出ないものばかりでした。

アテクシはジョセフィーヌに駆け寄りました。言葉をかけようとしましたが、犬が遠吠えするような声、咆哮しか出ませんでした。そして腰から下の力が抜けて、そのまま崩れてしまいました。

棺に半分体が載るような体勢で、アテクシは延々と泣きました。それは号泣でした。もう、さすがに涙も出尽くしただろう。でも、そうしてちゃんと話さなきゃと思うとまだ声にならずに、また泣き崩れてしまうのでした。**自分でもこんな状態になってしまうことに驚いていました。**

ひたすら悲しみに暮れる夜は長く、ジョセフィーヌの実家を後にしたのは夜中を過ぎていました。

ジョセフィーヌを見送ってからのアテクシはバタバタしていました。当時はちょうどアテクシが勤務先の病院を変わろうとしていたタイミングでした。アテクシの後任をジョセフィーヌに頼んでいたため、様々な調整が必要になりました。

また、新しい本の執筆依頼、雑誌のコメントやテレビ出演、ラジオ出演なども重なりました。Ｔｏｍｙとしての活動が少し盛り上がってきていたタイミングでした。

＊＊＊

アテクシはジョセフィーヌを失った悲しみを忘れたくて、できる限り、仕事を増やしていました。職場にいるか、あるいはＴｏｍｙとしての活動の準備をしているか。なるべく家に一人でいたくなかったのです。

以前のアテクシならば、「家に帰ればジョセフィーヌと過ごせる」という思いがありました。仕事もそこそこにこなしながら、上手に手抜き、いや、かなり手抜きをして生きていました。

ただ、ジョセフィーヌを亡くしてからは、せっかく自由な時間ができても重苦しいだけなのです。だから仕事をしていたかった。

また、当時のアテクシは、積極的に新たなパートナーを探そうとしていました。普通はそんな気分にはなれないのでしょうが、耐えられなかったのです。

友人や家族は、もちろんサポートしてくれました。ただ、自分の一部分だったパートナーであるジョセフィーヌという存在——彼がいたということによって得られた精神的なサポートを心から求めていたのです。「そんなものは簡単に得られないし、もう二度と得られないかもしれない」とわかっていたがゆえに。

ゲイの場合、出会いはアプリを通じてや、ゲイバーで知り合うのが一般的です。アテクシはお恥ずかしながら、出会いをくり返しました。

いままで8年間ジョセフィーヌとずっと一緒にいましたから、その間は新たな出会いにはまったく興味がありませんでした。出会いそのものがストレスになるぐらい人見知りだったアテクシです。

慣れない出会いを重ねることにはかなりの労力を費やしました。ファッションにいままで以上に気を遣ったり、筋トレに励んだりと、アテクシなりにいろいろとがんばりました。そうしてせっかく出会ってみても、背景をまったく知らない人とのファーストコンタクトですから疲労感も強く、嫌な思いもたくさんしました。

それでもなお、アテクシは一人で静かにジョセフィーヌがいないという現実に向き合いたくなかったのです。

＊＊＊

やがて時が流れ、一人の男性とお付き合いすることになりました。

その頃にはようやく、仕事のバタバタも落ち着き、やっとゆっくりと過ごすことができるようになっていました。ジョセフィーヌを失ってからは忙しくすることに慣れていたせいで、むしろ暇を持て余すほどでした。

アテクシの戦いは、いったん終わったように思えました。

しかし、この頃から大きな「魔物」が忍び寄っていたのです。

ただアテクシはその正体に気づけていませんでした。

最初は小さな違和感でした。ちょっとした隙間の時間に、ぼうっとすることが増えてきたのです。

あれっ、いま何をしていたっけ。

ふと我に返ると、一瞬記憶がなくなっていたのだと気が付くようなことが起こりました。

この違和感は徐々に大きくなっていきました。何もすることがないと、常にぼうっとするようになり、漠然とした寂寥《せきりょう》感が広がるようになっていきました。

その頃、ジョセフィーヌとアテクシの共通の友達、A君が久しぶりに電話をかけてきました。

「Ｔｏｍｙ、最近どう？　元気にやってる？」

「うん、職場の体制も落ち着いてきて、ぐっと心配ごとは減ったわ。休みも増えたし」

「そいつは良かった」

「ただ、**余裕はできて楽になったはずなんだけど、なんかぼうっとすることが増えてきたの。**なんとなくジョセフィーヌのこと考えちゃうというか」

「ああ、大変だったからだと思うよ。本当に大変なとき、悲しむ余裕もないよね。あのときTomyは悲しむのを後回しにしているように見えたよ」

悲しむのを後回し。

A君の言葉が妙にしっくり来ました。いまになって悲しむ余裕ができたということなんでしょうか。**これから少しずつ本当の意味でジョセフィーヌを弔うことができるのでしょうか。**

ジョセフィーヌは何も伝えずに突然に逝ってしまいました。**考えるとつらいのに、そのことばかり考えてしまいます。**堂々巡りしているうちに、不在の実感で心にぽっかり穴が開いて、無性に寂しくなります。

やっぱり彼のことを考えるのは、いまはよそう。

アテクシはそう決めました。

しかし、**実際には感情はアテクシの意思とは無関係に勝手に動きはじめていました。**彼が亡くなって1年を過ぎた頃から、なぜか眠れなくなってしまったのです。

いちばん大変だった時期は何ともなかったのに、いま頃になって眠れない。

その時点で多くの問題は解決していたし、だからきっと一時的なものなのだろうと考えるようにしていました。

しかし、1ヶ月経っても2ヶ月経っても、アテクシの不眠が良くなる気配はありませんでした。むしろぼうっとなり、悲しく虚しく感じる時間は増えていきました。夜に寝付けず、1時間ほど経っては起き出し、また寝ようとし、1時間経っては起き出し……。寝たのか寝ていないのかよくわからない日が増えていきました。

他にも異変は少しずつ増えていきました。

たとえば、アテクシは筋トレが趣味なのですが、ある日突然、ダンベルが持ち上げられなくなったのです。その日もいつものようにジムに行ったのですが、ダンベルを手にしたあと、妙な恐怖心が襲ってきて固まってしまいました。

「どうかされましたか？」

スタッフの声にはっとし、その日はそのままダンベルをおろして何もせずに帰りました。また、時々エアロビクスなどもやっていたのですが、楽しいと思えなくなって参加しなくなりました。

様々な異変が増え、決定的になったのは、さらに2ヶ月ほど後のことでした。すでにその頃には、まともに眠れる日はなくなっていました。「夜が来るのが怖い」と感じるほどでした。

そして、ある日の午後、新患の診察中に決定的な問題が発生しました。

「はじめまして。今日はどのようなことでお困りですか」

「実は最近、動悸がひどくて」

「そうですか、では」

あれっ。次に何を聞けばいい？

いつもならすらすらと話を広げて聞いていけるのに、何も言葉が浮かばないのです。どうがんばっても2、3の質問しか思いつかない。

慌てて過去のカルテを参考にしながら話をつないでいったのですが、こんなことは初めてでした。

思えば軽いうつ病のような状態だったのだと思います。

アテクシは事態が深刻化しないように、仕事の量を少し調整し、先輩や後輩に頼んで仕事を少し代わってもらうようにしました。休みも家にいて、できるだけゴロゴロし、なるべく予定を入れないようにしました。

最初は朝起きたとたんに泣きたくなるような気持ちにとらわれていたのですが、3ヶ月ほどたつと、若干改善がみられるようになっていました。不快な感覚と、それが訪れるかもしれないという不安感に挟まれた合間の時間に、不快でもなんでもない時間が訪れるようになっていました。

それは穏やかな気分とは程遠いものでした。でも、なんでもない時間——それだけでじゅうぶんに幸せでした。

そこから右肩上がりに症状が良くなったというわけではありません。**良くなったかと思えば、突然ひどくなる日もあります**。そのたびに「治るよね」「治るよね」と自分に言い聞かせ、なんとか切り抜けていったのです。


そんな日々の中で、忘れられない記憶があります。ある、よく晴れた日のことでした。アテクシもかなり気分が良くて、久しぶりに散歩をすることにしました。

定番コースの途中にある神社に差し掛かったとき、アテクシはふと「おみくじを引いてみよう」と考えたのでした。


結果は「大吉」。

アテクシは真っ先に「病」のところを見た。

実のところ、この箇所を見たくておみくじを引いたのです。

そこには、「確実に治る」とありました。

いつもならちょっと喜ぶ程度の些細なことです。しかし、このときのアテクシにはとても心強かった。何度も頭を下げたのを覚えています。

不思議なことに、その出来事をきっかけとして、急速にアテクシの体調は良くなっていきました。

普通に仕事し、普通に笑い、普通に寝て、普通に遊ぶ。

普通にマッタリする。

いままで普通だった世界がようやく帰ってきました。

第1章

あの人を失った。そして……。

あなたに起こる異変のプロセス

死別は人生でもっとも大きなストレス

本章では大切な人を失った悲しみから回復していく過程を説明します。そのために、大きく三つの状況での過程を取り上げます。

まずは土台として、**病気などに直面した人が自分自身の死を受け入れる過程（死の受容プロセス）**です。なぜ、そんな話から入るのかというと、個人が自らの死を受け入れ、やがて落ち着きを取り戻していく過程は、他者、つまりパートナーなど大切な人の死を受け入れる過程にも応用できるからです。

ですから、**その次には、他者の死を受け入れる過程（死別の受容プロセス）**について考えます。

死別は「究極の別れ」です。

もう決して相手に会えない別れだからです。

さらには、その究極の別れを、死別ではないけれど「もう戻らない人との別れ」を受け入れる過程（失恋・離婚の受容プロセス）に応用して見ていきます。相手が生きているとはいえ、復縁の可能性がかぎりなく低い、失恋や、離婚などです。実際、失恋や離婚による、ひどい心の痛手は「心の死」とたとえられることもあるほどです。

＊＊＊

三つの状況での回復過程を紹介する前に、まずは、喪失がもたらすショックについて知りましょう。死別を例に話しますが、失恋や離婚でも同様に喪失はショックをもたらします。

パートナーを失ったときにあなたの身に何が起こるのでしょうか？

66倍。

この数字が示しています。

これは死別経験者の自殺率に関する数字です。『遺族外来——大切な人を失っても』（河出書房新社）の著者である埼玉医科大学国際医療センターの大西秀樹先生によれば、**夫が妻に先立たれた場合、1年以内の自殺率が、なんと66倍も上昇する**ということです。一方、妻が夫に先立たれた場合も10倍と、大きな上昇が見られます。

さらに、**死別後1年でのうつ病の発症確率はおおよそ15%**。

また、**妻を亡くした夫の死亡率は、1年間に40%上昇する**といわれています（55歳以上の場合）。

死因の多くは、心疾患です。過労死の多くは心疾患であり、心疾患は精神的ストレスと強い関連があるとされています。

ストレスの度合いを測る測定法の一つに〝ホームズとレイのストレス度表（社会的再適応評価尺度 Social Readjustment Rating Scale：S.R.R.S.）〟があります。これは米国の社会学者ホームズと内科医レイによって作られたものです。

この表によると、**人生に起こるライフイベントの中で、もっともストレス度の高いイベントが配偶者の死**になっているのです。

こうしたデータが物語るように、「究極の別れ」である死別は大変精神的に衝撃の大きな出来事です。とはいえ、人間は一人で生まれ、一人で死にゆくものですから、パートナーがいる以上、基本的にはどちらかが後に残されます。

多くの人が経験するにもかかわらず、またその衝撃は計り知れないにもかかわらず、「死別」については、普段あまりにも語られません。

アテクシも実際に自分が経験するまで、「死別」はどこか遠くの、他人事のように感じていました。意識することはなかったのです。しかし、8年間連れ添ってきたパートナーが急逝したとき、自分の身をもって死別を、その苦しみを経験することになりました。

パートナーがいれば、どちらかが必ず残される

実際にアテクシが経験した「死別」は想像をはるかに超えたものでした。

精神科医として知識も豊富にあり、パートナーを失う4年前に父親の死を体験していましたが、**一時は「死んでしまいたい」という気持ちにすらなりました。** わりと楽天的な性格だったので、まさかこんな気持ちになるとは思ってもいませんでした。

それに、平均的な人たちと比べると、精神科医という立場上、アテクシは人よりも多くの死別に立ち会ってきたはずです。死別をきっかけとして精神科を訪れることになった患者さんの治療もしてきました。

死別は決して他人事ではありません。

駅からの帰り道、たくさんの人が行き来する様子を見てアテクシはふと思うのです。飲み会の後なのか赤ら顔で楽しげな若者たち、仕事帰りか少し疲れた顔のスーツ姿の中年男性、身なりのいい上品で幸せそうな高齢女性……。皆、それぞれの日常を生きています。

でも、例外なく全員、いつかは死ぬのです。

それがどういったものなのか、いつなのかは、誰にもわかりません。

普段、人はいつの間にか「死」を自分の意識から遠ざけ、死について話すことを忌み嫌う傾向にあります。死は他人事ではないと、無意識ではわかっているからかもしれません。

しかしアテクシは、むしろ**普段から「死」に真正面から向かうことが、生きていくためには大切なのではないか**と思っています。

パートナーとの死別を経て、その思いはますます強まっています。

彼が突然いなくなったように、自分もいつかは突然いなくなるのです。**ぼんやりと過ごしていても、一生懸命仕事をしていても、遊んで暮らしていても、等しく一度きりしかない人生なのです。**

「死」に向き合うことは「生」に向き合うこと

アテクシは死別を経験後、価値観が大きく変わってしまいました。

いちばん変わったのは、仕事に対する気持ちです。

かつてアテクシにとっての仕事の時間は、遊びの時間や、食事の時間などと並列の時間に過ぎませんでした。「人生は死ぬまでの時間つぶし」であり、その時間つぶしの一つに仕事の時間もあるといった感じです。

しかし、パートナーの死別を機に、「死」についてじっくり考えるようになりました。**「自分は何のために生まれてきたのか」を何度も自分に問いかけるようになった**のです。つまり、自分の「使命」についてです。

考えていく中で、いま、自分がやっている「精神科医」という仕事、そして精神科医として培ってきたものを読者にフィードバックしていく「物書き」という仕事が自分の使命だと気づいたのです。結果、いまでは「仕事をしている時間が楽しくて楽しくて仕方がない」という感覚になってきています。

もともとアテクシはぐうたらで、放っておけば楽な方向に流されてしまう性質でした。仕事に対して使命感を感じ、一生懸命生きていたのはアテクシのパートナーのほうでした。アテクシは彼が一生懸命に仕事に向かっている様子を見ながら、わりとだらだらと「そんなに仕事ばかりしなくても」と笑っていたように思います。

その彼が亡くなってしまったいま、不思議なことにアテクシが彼の生き方をしているのです。

とはいえ、無理をしているわけではありません。純粋に毎日が楽しいのです。もちろん彼が亡くなったことは悲しくて仕方ないのですが、**その悲しみと共存しつつ、さらに充実して生きています。**

これが、パートナーが残してくれた最大の宝物だと思っています。

「死別」について考えてもらうことで、ひいては「もう戻らない人との別れ」について考えることで、皆さんにも「生きること」の素晴らしさを、少しでも感じていただけたらと考えています。

身近な人が別れを経験したとき、あなたにできること

また、本書は「別れを経験した当事者」だけではなく、「別れを経験した人に第三者としてどう対応していくか」についてのヒントになるとも思っています。

いままで「別れを経験した人」に対しては、「共感して話を聞く」ことが大切であると、精神科医の立場から考えていました。

もちろん、原則的には、その対応が大切です。しかし、実際には別れを経験した人の感情はもっと複雑で、「一人になりたいとき」や「慰めてほしくないとき」というのもあるのです。

これは、当事者にならないとわからない部分もあります。複雑な感情が原因で周囲

から誤解を受けたり、孤立したりすることもあり得ると思います。

周囲は本人のことをとても心配し、本人もじゅうぶんそれがわかっているのに孤立してしまう。

これは一つの悲劇だと思います。

「別れを経験した人にどう対応していくべきか」という知識があれば、こうした事態は避けられると考えています。

精神症状のデパート

死別は、「自分の死」ではありませんが、「突然愛する人が亡くなってしまった」という状態です。「死」を簡単に受け入れがたいのは、それが「自分の死」であっても、「愛する人の死」であっても同じ部分があると考えられます。

同時に、アテクシがパートナーの死を通じて経験した「死別」反応には、おそらく「自分の死」に直面したときに起こると考えられる反応と、大きく異なる点もありました。

人は、**「そのまま認めると、自分の心のバランスがとれない」ときに、自分の気持ちを加工してしまうことがあります。**これを**「防衛機制」**と呼んでいます。

たとえば、**「投影」**、これは自分自身にある受け入れがたい不快な感情を、他人がもっているものと思って対処することです。また、受け入れがたい考えが抑圧され、正反対のものに置き換わってしまうことを**「反動形成」**と呼びます。

防衛機制には他にも数多くの種類がありますが、**「死別」という緊急事態に対しては、ありとあらゆる「防衛機制」が総動員され、なんとか精神的な安定を図ろうと脳があがくような状態になります。**

防衛機制には「健全」とされるものと「不健全」とされるものがあり、不健全な防衛機制を安易に用いると、うつ病や不安障害などの精神疾患につながることもあります。

「死別」後、脳は「とりあえずその場を凌ぐ」ことにせいいっぱいですから、不健全な防衛機制もふんだんに用いられます。

その結果、様々な精神疾患の特徴に似た症状が一度に現れます。**一時的に「精神症状のデパート」のような錯乱状態になる**のです。アテクシは、この観点から、死別後に起こる心の反応は4段階になると考えています。

「死の受容プロセス」

パートナーと死別した後、アテクシ自身に起こった反応を中心に、説明します。

一般的に、死別後に起こる心情の経過（段階）としては、『死ぬ瞬間　死とその過程について』（鈴木晶訳、中公文庫）の著者で、アメリカの精神科医のE・キューブラー・ロスが唱えた**「死の受容プロセス」**が参考になると思います。

彼女は、**人が「自分の死」を受け入れるときに生じる心理的段階を5つの段階にわけて捉えようとしていました。**ロスはがんの末期患者など、何千人もの死にゆく人々にインタビューを行いました。そして、人が「自らの死をどう受け入れていくか」を5段階にまとめたのです。これが、「死の受容プロセス」として、広く知られているものです。

第1段階：「否定」
「まさか、こんなことがあるはずがない」と否定する。
↓
第2段階：「怒り」
「なぜ、自分だけがこんな思いをするんだ」と怒りの感情がわく。
↓
第3段階：「取り引き」
「今後○○するから、なんとか生かしてほしい」と、神にすがるような気持ちになる。
↓
第4段階：「抑うつ」
どうやっても死は避けられない、ということを感じ取り、すべてに気力をなくし、何もできなくなる。
↓
第5段階：「受容」
自分の死を受け入れ、残りの時間をどう過ごしていくか、前向きに捉えはじめる。

「死の受容プロセス」はとてもよく知られたものです。しかし、いくつかの批判があることも確かです。まず、実際に死を目前とした人間の心理とは、「段階」を経て先に進む概念なのか、という問題です。

アテクシは、**死の受け入れには決まった過程はなく、様々な心理状態が揺れ動きながら、落ち着きを取り戻していくもの**だと思っています。ですから、5段階を純粋に1段階ずつ先に進んでいくというストーリーではないと考えます。

しかし、**死を受容するために人々がとる様々な過程には、共通したものがあり、それを言語化することで自分の状態を知る意味は十二分にあります。**そういう意味で、この広く知られた「死の受容プロセス」を知り、理解することはとても大切です。「死の受容プロセス」の各段階は、自分に当てはめて「いまはこの段階で、次はこうなるに違いない」「いまはこの段階まで進めていないから、次には行けない」というようなものではありません。それでも、死別に伴う様々な心の変化を理解するために有効なツールであるという風に認識してください。

この「死の受容プロセス」を参考にして、アテクシは「**死別の受容プロセス**」を考えてみました。死別なので「自分の死」ではありません。しかし、自分自身が立ち直るまでには、「大切な人の死」を受け入れる過程があります。自分の命と同様に、自分にとってもっとも大切なものの一つが失われるという意味で、あるいは**喪失体験を乗り越えていく観点から、「死の受容」と「死別の受容」には類似の点がある**からです。

「死別の受容プロセス」

○第1段階：「ショック期」

人はあまりに衝撃的な状況に置かれると、まず現実から遮断されるようです。それはブレーカーが落ちるときと似ています。実際、アテクシが、最初にパートナーの死を知ったとき、「ブチッ」という音が聞こえたような気がしました。

その後に「感情が薄れた」ような感覚が訪れました。薄れるとはどういうことか？「離人症」という精神症状があります。これと似ていました。

離人症は、意識がぼんやりして、「自分が自分じゃないような感覚」になることです。「自分の体と外界との間に、一枚膜がはったような感じ」「自分の手足がロボットになったような感覚」と表現する人もいます。

簡単に言うと、意識がぼんやりして現実感が薄くなるのです。離人症は一般的に、あまりに大きな精神的苦痛を感じたとき、**「現実を夢のように感じること」によって、苦痛や感情を一時的に和らげる防衛反応**です。たぶん、アテクシにもそれに近いことが起こったのだと思います。

いまでも夢を思い出すようで、あまりはっきりとは覚えていません。ただ、体は動きました。やらなきゃならないことは山のようにあり、それらをちゃんと、てきぱきとこなしていました。もっと正確に表現しようとすると、やらなきゃならないことがたくさんあったからこそ、意識をぼんやりさせることができた、という感じです。

たとえばマラソンです。レース中、走ることに集中しながら一生懸命手足は動かしていますが、高揚感に浸りながらも意識はどこかぼんやりしています。「ランナーズハイ」という状態がありますが、あんな感覚です。

この時期はとにかく動揺しています。

誰かが側にいてくれるだけでだいぶ違います。

パートナーの訃報を聞いた直後、共通の友人から「家に一人でいられる？　しばらくうちに滞在してもいいよ」とメールが来ました。いつも通り仕事もあったので、友人の家でお世話になることはなかったのですが、とても心強かった。気遣いしてくれているメールをもらっただけで、「わかってもらえた」と感じたことをよく覚えています。

誰かが側にいてくれるだけで「一人でショックに耐える必要はない」という感覚が生まれます。

無理して何かを語ってもらうことや、特別のアドバイスが必要というわけではありません。側にいてくれる。それだけで少し衝撃が和らぎます。大切な人を失うということは、心身ともにいちばん近くで触れ合っていた相手をなくしたということです。こういうときこそ、本来ならば側にいていちばん応援してくれたはずの人が、そこにいないのです。だからこそ、誰かがいてくれることが心強く感じられるのです。

また、**肩をぽんぽんと叩く、ハグをするなど、軽いスキンシップが大きな助けになります。**孤独でないと実感できますし、軽いスキンシップはオキシトシンというホルモンを分泌させることがわかっています。オキシトシンというホルモンは、「人間の幸福感」を高めてくれるという説があります。

「ショック期」が続くのは、数日から長くて数週間程度でしょう。この時期は「無理をし過ぎず、余計なことを考える時間を作らず」という過ごし方を心がけましょう。このバランスはとても難しいかもしれません。目安として、**「誰かが一緒にいるけれど、気を遣わなくてもいい状態」**を意識してみてください。実家に帰るなどの工夫をするのも良いでしょう。

○第2段階：「フラッシュバック期」

「ショック期」が過ぎると徐々に、一見、以前と変わらない「日常」が訪れます。しかし、そこにかつて愛した人はいません。また、まだその事実をちゃんと受け入れられているわけでもありません。アテクシの経験では、この時期がもっともつらく感じました。

つらさのいちばんの原因は「パートナーとの生々しい記憶」のフラッシュバックにあります。

一般的にフラッシュバックという言葉はＰＴＳＤ（Post Traumatic Stress Disorder：心的外傷後ストレス障害）という精神疾患で使われる用語です。

ＰＴＳＤは、災害や、戦争、事故など、「命に関わるような衝撃的な現場」に居合わせることで起こる場合があります。ＰＴＳＤになると、そのときの出来事が生々しく突然思い浮かんで、不安や動悸を引き起こすことがあります。この症状がフラッシュバックです。

一般的には「ひどい記憶」がフラッシュバックを引き起こすのですが、死別の場合は皮肉にも、「愛する人との大切な記憶」がフラッシュバックの原因となってしまいます。愛する人との記憶が蘇るたびに、「それはもう二度と戻らない」という現実を突きつけてくるからです。

しかも、通常のＰＴＳＤは、本人が「衝撃的な現場」からすでに救出された後に起こります。本人は災害や戦争、事故の現場にずっと居続けるわけではありません。しかし、**死別の場合は、日常を営むすべての場所が現場となり得る**のです。これがかなりの苦痛でした。

アテクシの場合は仕事に没頭し続けることによって、フラッシュバックを解決しました。パートナーとはプライベートをほぼ毎日一緒に過ごしていました。しかし、彼とは違う病院に勤務していたので、職場はアテクシにとって「衝撃的な現場」ではなかったのです。

実際、仕事が忙しかったのですが、さらに意図的に忙しくしたことが救いになりました。しかし、何かに没頭する時間と場所を持てないという場合もあるでしょう。そういう人は工夫して**「日常にある現場」から離れる**という方法もあります。少し旅行に出たり、しばらく実家で生活したりと、「失った人を思い出さずに済む場所」に逃避する時間を作ることです。

仕事に没頭していたアテクシですが、盲点はありました。それが就寝前のぽっかり空いた1、2時間でした。この時間は本来パートナーとDVDを観たり、散歩したり、食料や日用品を買いに出たりと、二人で過ごすことが多かった時間です。この時間帯がいちばんつらかった。

一人でDVDを観たり、読書をしたりしてみるのですが、どうにもなりません。集中できず、じっとしていられず、数分おきに違うことをしてしまいます。何をしても落ち着かず、しまいには部屋中を歩き回っているのです。かろうじて、ネットサーフィンをしているときだけは、少しまともに過ごせました。

これはうつ病に見られる「焦燥」という症状に似ています。どうしていいのか落ち着かず、ウロウロ、オロオロする状態です。一般的に、うつ病で「焦燥」の症状は危険だとされています。もっとも衝動的な状態で、吸い込まれるように自殺などをしてしまうことがあるからです。

「フラッシュバック期」は死別後数週間から、1、2ヶ月ぐらいに起こることが多いようです。アテクシは、ネットで「死別」についての掲示板などをよく見るようになったのですが、その書き込みを見ていても、この時期の当事者からの書き込みが多いように思いました。よくある書き込みが「後追いしてしまいそうで、怖い」といったものです。おそらく、「フラッシュバック期の焦燥」に伴うものではないかと思います。自分で自分の行動が制御できず、書き込まずにはいられなかったのかもしれません。

この時期のアテクシが心がけたのは、**睡眠時間の確保**です。

睡眠時間を削ると、精神的にかなり不安定になります。うつ病などの病気になる危険もあります。とはいえ、眠りたくても寝付けない状態になることもあるので、**不眠が数日にわたって続く場合や、死んでしまいたいという気持ちが止められないときは、我慢せずに医療の助けを借りるべき**です。

ここで説明した「フラッシュバック期」を抜けた（落ち着いた）ような気がしても、フラッシュバックのような症状は長期間にわたって伴うことが多いです。不意に、死別した人と過ごした時間に連れていかれるような感覚を味わうのです。ただ、時間の経過とともに、その程度は軽くなり、強い焦燥感までは伴わないようになっていきます。

○第3段階：「抑うつ期」

大切な人を失ったばかりの頃は、バタバタとして、自分の身に起こったことをきちんと理解できていないことも普通です。それが落ち着き、「ショック期」や「フラッシュバック期」を経て、意欲がわかず、気分が慢性的に落ち込む「抑うつ期」に移行することがよくあります。

この「抑うつ期」に起こる反応は、うつ病の初期症状と似ています。異なる点は、意欲をなくす原因が、「相手のためにできることがなくなってしまった」ことにあります。

相手が生きていれば、相手のためにできることは無限にあります。しかし亡くなってしまえば、葬儀、告別式、お墓の手配や事務的な手続き、法事などを済ませてしまうと、それからはもうやれることがないのです。

いちばん大切な相手のためにできることがなくなってしまい、時間ができ、「抑うつ期」が訪れるのです。

アテクシの場合、パートナーに引き継ぐ予定だった仕事の調整がつき、彼をしのぶ会を仲間と行い、そこからぽっかりと時間が空いてしまいました。

空いた時間はぼうっとする他はなく、大きな虚無感が襲い掛かってきました。自分の時間をどうして埋めればいいかわからず、そこから慢性的な抑うつ気分が生じました。体調を崩し、仕事にも差しさわりが出はじめました。

この時期は、よく注意しなければ、うつ病に移行してしまう可能性もあります。

不眠や食欲の低下、なかなか改善しない頭痛、動悸、肩こりなどの身体症状、日常生活への違和感などがはじまったらうつ病の疑いがあります。

この時期の過ごし方としては、**「無気力を受け入れる」ことが大切**だと思います。いままでのあなたはエネルギーを使い過ぎていたのに、休むことができない状態だったのです。それがようやく、少し落ち着いて過ごせる状態に移行したことで、緊張が解けて動けなくなってしまったのです。だから、その状態を自覚して受け入れるといいのです。じゅうぶんに無気力になり尽くしていけば、また少しずつエネルギーが溜まっていきます。

以前と比べて動けなくなったからといって、死別して残されたあなたの精神状況が悪化しているわけではありません。むしろ少しずつ前進しているのです。

○第4段階：「受容期」

この時期は、ほぼ落ち着いて日々を過ごせるようになる時期です。

自分の以前の日常がだいたい戻ったかのように思えます。しかし、寂しい感覚、何かが足りないような感覚は消えることはありません。それでも「すべてを受け入れて生きていこう」という気持ちを持つことはできます。

故人のことを思うと、悲しい気持ちもありますが、同時に懐かしく、温かい、じんわりとした感情が心に現れるようになります。「自分は新しい生き方が自然とできるようになっている」ということに、気が付くような時期です。


ここまで来れば、あまり心配することはありません。

あれほどつらく、もう毎日をやり過ごしていくことはできないと思っていたのに、なんとか日常と自分の人生をやりくりできている自分に驚くことでしょう。

ここまで来るのに数年、人によっては10年以上もかかるかもしれません。でも焦る必要はまったくありません。たとえ長くかかっても、その期間、四六時中苦しいわけではないからです。少しずつ気分のいい時間の割合が増え、一進一退しながら受容に到るのです。

「死別の受容プロセス」を失恋や離婚に当てはめる

さて、ここまでアテクシの経験を元にしながら、死別後の心の経過（死別の受容プロセス）について説明しました。では、死別ではなく、離婚や失恋といった一般的な別れのケースではどうでしょうか？

離婚や失恋と死別の大きな違いは、「相手がどこかで生きている」ということです。

さらに、一般的な離婚や失恋は一部例外もありますが、「**強制的、かつ理不尽に、相手との関係が終わるわけではない**」という違いがあります。

ただ別れにもいろんなケースがあります。死別に近い要素が多ければ多いほど、相手を失ったときのダメージは大きく、回復が遅くなると考えられます。

では死別に近い要素とはどういったものでしょうか。

○相手との関係性の強さはどの程度か

相手との関係性が強ければ強いほど、別れに伴うダメージは大きくなり、回復のスピードは遅くなります。関係がはじまってからの期間が長い場合や、相手の周囲の人間とも関係が深い場合、あるいは相手と依存的な関係である場合、相手と結婚している場合などは、ダメージはより深刻になります。

○どちらが終わらせた関係か

相手から突然に終わらせられた関係の場合、傷が深くなります。自分のなかで「別れるかどうか悩む」という葛藤さえないうちに急に相手を失うので、そういう意味では死別に近い理不尽さがあります。

ただ相手は生きているので、整理しきれない自分の感情をぶつけることはできます。そうすることによって、関係が大きくこじれて修羅場となったり、ストーカーのように振舞ってしまったりする人もいるでしょう。

逆に自分から終わらせた関係の場合は、「相手との関係に悩む」という経過が自分のなかに存在しているので、理不尽さは少ないでしょう。この場合、相手とうまく別れることができれば葛藤は少なくなります。

ただ自分から別れる場合でも「本当は別れたくないが、お互いのために別れざるを得ない」というような場合、相手への気持ちが残っているので、生き別れのつらさが出てくる可能性はあります。

○別れても連絡を取る関係か

恋人や夫婦としては別れたとしても、互いにそのことに納得していて、今後も友人として付き合っていくというケースがあります。この場合もダメージは少なくなるでしょう。ただ、関係が変われば、相手との親密さも変化していきます。以前の親密さを思って、喪失感にモヤモヤする可能性はあります。

「失恋・離婚の受容プロセス」

このような要素に左右されて、離婚や失恋による別れの後の経過が、スペクトラム的に死別に近づいたり離れたりすることがあります。それを理解したうえで、一般的な別れの後の回復経過についても見ていきましょう。

離婚や失恋により大切な人を失った場合も、「死別の受容プロセス」と同様、「ショック期」、「フラッシュバック期」、「抑うつ期」、「受容期」があります。これを「失恋・離婚の受容プロセス」とします。しかし、その程度や時間は一般的に死別よりは軽く短い傾向です。

○第1段階：「ショック期」

通常の別れでも、当然「ショック期」は訪れます。ただ、死別と違って別れた相手は存在していますから、それがいいか悪いかは別として、相手にアプローチをすることは可能です。「相手が存在している」という事実はショックを大きく和らげます。最悪、気持ちをぶつける先があるからです。

ただやはり、基本的には別れたばかりの相手に接すると混乱が生じることがほとんどです。たとえ理不尽な別れであっても、相手は自分に嫌気がさしているという前提があります。理不尽でひどいと相手に納得させたところで、相手の感情が戻るかといえば別の問題です。正論で相手を動かすことができるとはかぎらないのです。余計に嫌われるなんて身も蓋もないですから、復縁を迫るなどのアプローチは避けたほうが良いでしょう。

「ショック期」は死別の場合と同様、誰かが側にいてくれるだけでとても楽になります。親しい友人や身内にぜひ頼ってみてください。

○第２段階：「フラッシュバック期」

この時期も死別に比べるとはるかに楽です。死別は相手がこの世に存在していないため、いままでの日常と切り離された違う世界に放り込まれた感覚が出てきます。その結果として、死別する前の世界にいるような感覚が蘇ってきて「フラッシュバック」となるわけです。

しかし、通常の別れの場合は、同じ世界で「別れ」という事態が起こったに過ぎません。変化は日常の範囲で、世界の変化とまではいきません。「フラッシュバック期」は、苦しく切なくなることもありますが、はるかに軽く済む点が死別と異なります。

○第３段階：「抑うつ期」

死別と違い、通常の別れの場合は、「ショック期」、「フラッシュバック期」がほぼなく、「抑うつ期」に入ることも多いと思います。なんとなく張り合いがなく、落ち着かない、気力のわかない状態です。

しかし、死別より軽いことが多いとはいえ、別れを契機としてうつ病を発症することとは時おり見られますので、不眠や食欲の低下、なかなか改善しない頭痛、動悸、肩こりなどの身体症状などに気を付ける必要があります。また、そのような状況が続けば精神科の受診も考えてください。

この時期の過ごし方としては、死別同様に「無気力を受け入れる」ことが大切だと思います。また、程度が軽ければ旅行にいく、髪を切る、など気持ちの切り替えになるような行動も良いと思います。

◯第4段階：「受容期」

この時期は、ほぼ落ち着いて日々を過ごせるようになる時期です。自分の以前の日常が戻ります。死別と異なり、完全に気持ちを切り替えて、過去のものとして受け流せるようになる場合も多いのですが、関係が深かったり、納得のいかない別れだったりした場合は、死別同様、いつまでも断ち切れない思いを受け入れながら生きていくようになります。

第2章

精神科医として診てきたこと

別れのケーススタディー

みんなの経験から考える

本章では、死別、失恋、離婚などを、大きく「別れ」と括って、様々なケースについて見ていきます。

もちろん、別れと一括りにしようとすることには無理があります。そもそも、別れを経験した「あなたの性格（個性）」や、別れが発生した「状況（ケース）」、あるいはその組み合わせによって、起こることや、立ち直りのための対処法は様々で、必ずこう対処するのが正しいというものはありません。しかし、ある程度、典型的なケースをいくつも見ていくことは参考になるでしょう。

まず「あなた自身」のことを知る

様々な別れの状況を取り上げる「ケーススタディー」に入る前に、まずは、別れを経験した当事者（あなた）の性格について大まかに把握しておきましょう。自分の思考や行動の癖を客観視できているということが、苦しみのなかでは必ず救いになります。

別れという大きなストレスを経験したとき、それをどう処理しようとするかによって、「発散型」と「内向型」の二つのタイプに分けました。それぞれのタイプはさらにいくつかのタイプに細分化されます。

○発散型

発散型とは、自分の心の中のストレスを外に追い出すことで決着をつけるタイプの人です。

感情を外に出すことはある意味では健全な方法です。しかし、誰かを傷つけたり、疲れさせたりする可能性をはらんでいます。その結果として、他者との関係が悪化してしまったり、孤立を招いたりすることもあります。

このタイプの方は、他者にストレスをぶつけるのではなく、**運動をしたり、歌ったりと、体を動かすことによって、感情を外部へ出すように工夫すればバランスがとりやすい**です。その際の行動は、極力シンプルなものにすることです。体を動かすことで、頭を休めるのが目的ですから、頭を使う複雑な行動は向いていません。

それでは、発散型のいくつかのタイプを見ていきましょう。

発散型① 悲しみの表現が「怒り」になるタイプ

ストレスを外部に発散するタイプでも意外と多いのがこのタイプではないでしょうか。このタイプの人は注意が必要です。**「あなたのなかにある怒り」は、そのまま発散してしまうと、「相手や周囲への怒り」に転化して出ていきます。そのため最終的には自分に返ってきてしまいます。**

自分に返ってきたときには、そのストレスが新たな怒りに変わり、怒りの応酬をくり返すことになります。結果として周囲の人たちや仕事を失うことすらあります。

別れを経験したあなたの身には、とてつもなく大きなストレスがかかっています。しかし冷静に考えれば、**周りの人間があなたにストレスをかけているわけではないのです。**あなたは疲れているのです。本来なら気にも留めないような些細なことでも受け流せなくなっているだけです。

日常を考えてみてください。何か良いことがあれば、あなたは機嫌が良くなります。機嫌がいいときというのは、些細な問題が大して気にならなくなるでしょう。その逆の現象が起こっているのです。

些細なことでいら立つときは、怒りが収まるまで、身体的な行動でストレスを発散するなどの工夫をします。そして、感情が落ち着いてきてから、周囲と接するようにしましょう。周りの人たちは、あなたが思っているほど、あなたを困らせようとしているわけでは決してないのです。

発散型② 泣いたり、嘆いたりするタイプ

泣くことや、嘆くことも実は攻撃性の一つです。怒りほど直接的なストレスの発散ではなく、ぶつける相手を特定しないこともある表現です。怒りほど攻撃的ではないにせよ、それを目にした周囲の人は徐々に消耗します。うんざりして、あなたを遠ざける可能性だってあります。

泣いたり、嘆いたりは、**あなたがお金を払ったプロ（カウンセラーなど）、関係性の良い身内、あるいは本当に仲の良い友人であれば、ある程度は受け止めてくれます。**しかし、そうではない関係の場合は、あまりこの方法を使わないほうが良いでしょう。

あなた自身は、別れという日常の喪失のなかで苦しんでいます。しかし、周囲の人たちは落ち着いた日常にいます。あなたに合わせてくれるかもしれませんが、そこには温度差があります。温度差があるときは、悪意がなくても感情の行き違いや誤解が

生じやすくなります。

この場合も、悲しい歌を歌って思い切り泣くなど、身体的な行動が有効です。

発散型③ 友人や知人に話すタイプ

話すことは発散型のなかでは、もっともうまいストレス発散方法の一つです。ただ、あなたのストレスを受け止める相手には、その人の考え方や、その人の事情や体調があります。**話を聞くほうにもそれなりのエネルギーがいる**ということを理解しておかなければなりません。

知人や友人は、いつもあなたが期待する言葉を返してくれるわけではありません。それでも、困っているあなたを心配し、時間を割いて、なんとかしてあげたいと話を聞いてくれるわけです。感謝の気持ちを持ちましょう。

自分のなかに謙虚さや感謝の気持ちを持つことが、あなたを助けてくれるでしょう。また話を聞いてもらう相手を一人に特定せず、適度に何人かに分散することが、相手に過度なストレスを与えないためにも大切です。

○内向型

内向型とは、ストレスを自分のなかに閉じ込めてしまう傾向がある人です。クヨクヨしたり、頭の中でとりとめもなく思考を反芻させてしまうような人です。**よく気が付く人に「大丈夫？」と聞かれても、つい「大丈夫」と言ってしまうようなタイプ**です。

内向型の人は、他人に本音を打ち明けることが苦手です。そのために自分のなかだけで不安やストレスを増幅させてしまいがちです。**気持ちを書き出してみる**という方法でも構いません。まずは、**自分のなかに溜まっているものを、目に見える形で外に出してみる**のがいいでしょう。

内向型① 気持ちの切り替えができないタイプ

気持ちの切り替えが苦手な人は、**無理に人に話したりするよりは、自己完結できる気のそらし方を覚えるのがいい**と思います。

気持ちを切り替えるのが苦手な人というのは、自分の内部にある「気持ち」にばかり注目します。しかし**「気持ち」はいつもあなたの外部に現れる「行動」と連動して**

いるものなのです。このことを覚えておいてください。ですから、内部からではなく、あえて外部からアプローチしてみる。つまり、まず「行動」から変えてみることで、後から「気持ち」が切り替わっていくという順序を意識するのが良いでしょう。

たとえば、美味しいものを食べる、好きなアロマをたく、コーヒーを飲む、ゆっくり半身浴をする、好きな番組やＤＶＤを観る、といった行動をまず実行してみます。

人は自分にとって心地よいことをしながら、嫌なことを考えることができません。ですから、行動を変えて気持ちを切り替えてみるのが良いのです。

人間が使える時間は限られています。心地よく過ごせる時間を強制的に作ることで、嫌なことを考える時間を減らすことができるのです。

内向型②　「でも～」「だって～」が多いタイプ

人から何をアドバイスされても、「でも私は○○だから、うまくいかない」と考えてしまう人もいます。こういうタイプの方は、**アドバイスをする人からは、ひんしゅくを買いがちです。しかし、「私は何でも否定してしまう傾向があるんだな」と自覚をしてしまえば、意外とそれで構わない**のです。無自覚でなければ、それでいいのです。

どういうことか。意図的に、クヨクヨ、うじうじすることによって、ストレスを発散するタイプの人もいるということです。このタイプの人は、**クヨクヨ、うじうじすることが回復の過程になっている**のです。

ただし、周りの人のアドバイスを否定ばかりしていると嫌われてしまうので、アドバイスをくれた人にはきちんと感謝し、謙虚さと思いやりを忘れないようにする必要があります。

別れのケーススタディー

ここからは悩み相談の形式で様々な別れの状況を取り上げていきます。死別も失恋も取り上げます。

死別と、そうではない別れ（失恋や離婚）を同列に扱えるものではありませんが、ここで取り上げる**ほぼすべてのケースに共通しているのは「もう相手が戻らない」という前提**です。死別のケースが失恋のケースの参考にもなりますし、逆に、失恋のケースが死別の参考にもなるでしょう。

ぜひ、自分のケースと共通項を見つけながら読んでみてください。

○別れを納得するためのスタディー

Q1

別れの理由がはっきりしない

性格の不一致を理由に、3年交際していた彼から突然振られたAさん（30歳／女性）。驚いて理由を聞くと、「Aはすぐに感情的になって、話し合いができないから」と告げられた。改善すると約束し、Aさんは彼と何度かよりを戻したが、やはりケンカが絶えない。結局うまくいかず、半年後に彼から別れを告げられてしまった。何かもっと努力できたのではないかと思うと、Aさんはいまだに別れを受け入れることができずにモヤモヤとしている。気持ちを早く切り替えたい。

A1

「モヤモヤしているなら、理由をはっきりさせて」

「性格の不一致」というのは、別れの理由としてよく挙げられるものですが、かなり漠然とした理由です。結局、それが本当に相手が別れたい理由なのかどうかが曖昧な部分があります。

ただ、**少なくとも言えることは「彼はAさんとやっていきたい気持ちがなくなった」**

という事実です。それが本当にAさんに不満があってのことなのか、指摘されたようにAさんの性格が問題なのかどうかも含めて、よく吟味してみることが大切です。

Aさんにモヤモヤした気持ちが残っているのは、Aさんは彼の言い分に納得がいっていないからかもしれません。

違う人間が一緒になるわけですから、**性格の不一致というのはある意味当たり前に存在する**ものです。そこを歩み寄りながら生きていくのがパートナーシップでしょう。ましてや、この場合だと、彼からの指摘があったので、Aさんもある程度は意識して改善しようとしていたわけです。

これはうがった見方ですが、彼は別の理由があってAさんと別れたいと思いながら、「性格の不一致」を理由にした可能性だってじゅうぶんにあります。この場合、半年の時間は、やり直すつもりもないのだけれどいきなり別れるのではなく、心の準備をしてもらうための期間だったのかもしれません。

もう彼とは別れてしまった後なので、いまさらやり直すことはできませんが、**それでもAさんは別れた経緯、理由についてもう少し自分なりに考えてみたほうがいい**のかもしれません。

自分だけで考えていても難しいのならば、親しい友人や相談できる人を頼るのも手です。「よりを戻すわけじゃないけれど、今回の恋愛の見直しをやりたい」とお願いして、**反省会を兼ねて、別れまでの経過を見直してみてはどうでしょうか。そのうえで、反省点や問題点を書き出して、今後こうならないための方法を探るのが有効**だと思います。

実際Aさんにこのようなアドバイスをして、その後どうなったかを見ていきましょう。

Aさんはいままで、終わった恋愛のことは気持ちが落ち着くまで誰にも言わない人でした。後に引きずるタイプだったのです。自分の気持ちが落ち着いてから友人に話すようにしていたのです。

今回はいちばん仲のいい幼なじみに、まだ彼に対する気持ちをひきずっているうちから話してみることにしました。幼なじみには、彼と付き合いだした頃からある程度は報告していて、何度か会わせたこともあります。相談したところ、彼女から意外な言葉が返ってきました。

「たぶん、彼はまだ遊びたかったんだと思うよ。実は、紹介してもらったとき、こんなことをいまさら言うのもなんだけど、連絡先聞かれたんだ。『みんなでまた遊びましょう』ってごまかしたんだけど……。だから、私はAが悪いんじゃないと思うのよ。ごめんね。余計な心配、させたくなくって」

Aさんは少し動揺しましたが、思い返せば友人の言うことには納得のいく点も多く、気持ちが晴れるようになってきました。腹は立ちますが、これで良かったのだと思えるようになると、気持ちの切り替えもうまくいくようになりました。

Q2

自分から告げた別れを引きずっている

彼が浮気をしていたことが発覚したBさん（23歳／女性）。我慢ならず、結局自分から別れを告げた。しかし、自分で決めた別れにもかかわらず、気持ちがどうもすっきりしない。もう彼にこだわらずに早く前を向きたい。

A2 「自分の決断を冷静にちゃんと分析してみて」

自分で出した答えなのに、モヤモヤするときは、気持ちの整理がじゅうぶんにできていないことが多いようです。Bさんの場合、別れた原因が相手の浮気だったこともあり、友人に話すことにも抵抗がある様子でした。

他人に頼らず考えを整理する場合には、「書き出す」という方法が有効だと思います。結論を出したのは自分ですから、別れるという結論のメリットやデメリット、もし仮に付き合い続けた場合のメリット、デメリットを書き出してみるといいかもしれません。

さっそく、実践してもらいました。

Bさんは別れた場合のメリットとして、次のように書き出しました。

・浮気は生理的に無理なので、これ以外の方法がない。
・浮気をした人はもう信用できないので、別れることで「嘘をついているかもしれない」というストレスを抱え続けずに済む。

こうして書き出したことで、Bさんは「これ以上に良い選択肢はなかった」と改めて実感したようです。念のために、別れた場合のデメリットも書き出しました。

・寂しい。
・独り身になる。

Bさんの場合、別れてから時間が経っていたため、すでに、あまり寂しくなくなっていることに気が付きました。また、独り身という状態も、これから新しい出会いの場所へ心置きなくいけるので、別に悪いことではないと思い直すことができました。

結局、Bさんはなんとなく後悔していただけで、実は別れるという選択をしたことが正解だったと改めて認識でき、気持ちがすっきりしてきました。

Q3 振られた相手に執着してしまう

彼が浮気をした結果、自分が振られてしまったCさん（27歳／女性）。なんとかして、よりを戻したいと思ってしまって、占いや復縁本などにすがっている。どうすればパートナーへの執着を手放せるのか悩んでいる。

A3

「執着を手放すばかりがすべてじゃないのよ」

まずCさんの場合、執着を本当に手放したいのであれば、やることはたった一つしかありません。

占い本や復縁本を全部捨ててしまうことです。

でも、きっとそれができないということは、**本当に執着を手放したいのかどうか自分でもよくわかっていない**のだと思います。

【内向型②】（74ページ）のように、Cさんはクヨクヨ、うじうじすることで回復していくタイプなのだと思います。このタイプの人は**無理に執着を手放さず、思う存分未練を楽しむ**のも一つの手です。

冷静に考えてください。浮気をされて別れを告げられたということは、完全に相手の気持ちは離れてしまっています。いくらCさんが願ったところで、現段階では復縁の可能性はほぼありません。

しかし、未練があるのならば、散々未練に身を浸してみてください。なぜなら、**ク**

ヨクヨ、うじうじすることにも必ず飽きるからです。そのときが、Cさんが本当に執着を手放せるときだと思うのです。こういう場合は無理に未練を手放そうとするほど、余計にモヤモヤする気持ちが残ってしまいます。

Cさんはこのアドバイスを受けてから、2ヶ月ほどは占い本や復縁本に、どっぷりはまっていました。

しかしその後、だんだんそういった本を読むのにも飽きてきて、気が付いたらかつてと同じような生活ができるようになっていました。

「これでいいんだろうか、執着を手放したい」とあくせくしていた時期より、かえって回復が早かったそうです。

Q4

受け入れがたい別れの例を知りたい

大切な人を失う状況（シチュエーション）によって、こういうのは受け入れやすく、こういうのは受け入れるのが難しいという傾向のようなものはありますか？

A4
「基本的に、自分が納得したことは受け入れやすいのです」

自分で考えて別れを決断した場合が、別れをもっとも受け入れやすいでしょう。この場合でも、もちろん環境が大きく変わることに対するショックはありますが、それ以上のものではありません。

でも本書を手に取ってくださった方にとっての別れは、ほとんどの場合、納得できない別れでしょう。この場合は、**納得できない要素の数に比例して、別れを受け入れにくくなります。**

納得できない要素として、たとえば次のようなものが考えられます。

CASE① 突然の別れ

昨日まで当たり前に続いていた大切な人との**日常が急に奪われれば、とうてい受け入れがたい**ものになります。心が受け入れる準備段階を踏んでいないからです。

この場合は、すでに答えが出ていたとしても、相手にいったん冷静になる時間を作ってもらうなどの工夫も有効でしょう。

愛読者カード

■本書のタイトル

■お買い求めの書店名（所在地）

■本書を何でお知りになりましたか。

①書店で実物を見て　②新聞・雑誌の書評（紙・誌名　　　　　　　　　　　）

③新聞・雑誌の広告（紙・誌名　　　　　　　　　）　④人（　　　）にすすめられて

⑤その他（　　　　　　　　　　　　　　　　　　　　　　　　　　　　）

■ご購入の動機

①著者（訳者）に興味があるから　②タイトルにひかれたから

③装幀がよかったから　④作品の内容に興味をもったから

⑤その他（　　　　　　　　　　　　　　　　　　　　　　　　　　　　）

■本書についてのご意見、ご感想をお聞かせ下さい。

■最近お読みになって印象に残った本があればお教え下さい。

■小社の書籍メールマガジンを希望しますか。（月2回程度）　はい・いいえ

※ このカードに記入されたご意見・ご感想を、新聞・雑誌等の広告や弊社HP上などで掲載してもよろしいですか。

はい（実名で可・匿名なら可）　・　いいえ

郵便はがき

おそれいりますが
切手を
お貼りください。

141-8205

東京都品川区上大崎3-1-1
株式会社CCCメディアハウス
書籍編集部 行

■ご購読ありがとうございます。アンケート内容は、今後の刊行計画の資料として利用させていただきますので、ご協力をお願いいたします。なお、住所やメールアドレス等の個人情報は、新刊・イベント等のご案内、または読者調査をお願いする目的に限り利用いたします。

ご住所	□□□-□□□□ ☎ - -		
お名前	フリガナ	年齢	性別
			男・女
ご職業			
e-mailアドレス			

※小社のホームページで最新刊の書籍・雑誌案内もご利用下さい。
http://www.cccmh.co.jp

CASE② もう会えない別れ

死別、あるいはそうでなくても、相手ともう会えなくなることはあります。海外へいってしまう、不倫がバレたといった、もう会えない別れは受け入れることが難しくなります。

この場合は「死別の受容プロセス」が回復の参考になります（49ページ）。

CASE③ 理由がわからない別れ

別れた理由がわからない場合は、納得がいかないため受け入れることが難しくなります。

ただ相手が理由を言わない場合、問い詰めてみてもあまり意味がないでしょう。この場合は相手と距離を置いて、あまり関わらないようにしたほうがいいかもしれません。

Q5

親の反対で別れたがつらい

両親から結婚を反対されて、彼と別れたDさん（25歳／女性）。その後も婚活をしているが、別れた彼と比べてしまってうまくいくような気がしない。どうすれ……ば前に進めるのか悩んでいる。

A5

「第三者ではなく、当事者どうしで」

これは**ストレスを処理する以前の問題**で、自分の意思に反して、他人の意見で自分のことを決めてしまったことが原因です。理由はどうであれ、**自分が納得して恋人と別れなければいけなかった**のです。

まずはいまの現状分析からはじめたほうがいいでしょう。まだ彼と縁を戻せるのかどうかがポイントです。復縁できるのなら、結婚についてはいったん保留するにしても、また交際してみてはいかがでしょうか。それでやはりだめなら、お互い納得もいくと思います。

結婚に反対されたからといって、お互いの気持ちがあるにもかかわらず離れてしまえば引きずるに決まっています。

もし、復縁することが難しいのであれば、しばらく婚活はお休みしてもいいかもしれません。新たな人と知り合っても、別れた相手と比較する気持ちがあまり出てこなくなれば、婚活を再開してもいいと思います。**前の彼が頭に浮かぶうちは、婚活をす**

るエネルギーも出てこないでしょうし、相手にも何となくそれが伝わってうまくいかない可能性が大きいと思います。

再びモチベーションが湧いてくるまでのストレス発散については、あなたのタイプ（68〜75ページ）に応じて各項で述べたような方法で、自分が回復するまで待つのがいいと思います。

Dさんの場合は、元彼にＬＩＮＥを送ってみたところ、返事が返ってきました。Dさんは両親の件について謝罪し、結婚はとりあえず置いておいてよりを戻したいと提案すると、相手も同意してくれました。

Dさんの親が結婚に反対したのは、彼の仕事の不安定さが理由でした。彼はいま、一生懸命、正社員になるための就職活動をがんばっています。Dさんの日常に平和が戻ってきました。「時を見て、またご両親にあいさつに行こう」と彼は言ってくれています。

Q6 生きていることさえつらい別れ

彼が事故で急逝したEさん（33歳／女性）。どうしようもないことだと頭では理解できている、しかし、心が追いついてはいない。苦しくて、生きていることさえしんどい。

……………

A6

「ただそこにいるだけでじゅうぶん」

Eさんは第1章の「死別の受容プロセス」(49ページ)で述べた、「ショック期」の状態にあると思います。この時期は、「ただそこにいるだけでいい」ぐらいの感覚でいるといいでしょう。**自分にとって負荷のかかることは避け、いちばん自分が楽な状況を作る**ことです。

ただ、飲酒や遊び、仕事に没頭することでショックを和らげようとすると、やりすぎてしまうことがあります。現実からの逃避は大変良いことですが、ブレーキなく逃避すると体調を崩す可能性があります。

ショック期は数日から数週間ほど続き、ひどい場合は数ヶ月におよぶ可能性もありはしますが、たいていは長く続きません。**人間はショックを長く感じ続けるようにはできていない**からです。

ほどほどに、逃避すること。

気を遣わない誰かといること。

こういった工夫を行いながらしのぐことが大切です。

Q7

失ってから自分の選択に後悔ばかり

夫を病気で失ったFさん（35歳／女性）。治らない病気だとわかってはいたが、「ああすれば良かった」とか、「こういうことができたのでは」などと考えはじめると、後悔にとらわれ、苦しくなる。どうすれば自分を責めずに済むのか悩んでいる。

A7

「あなたは最善の方法を選択してきたのよ」

パートナーと死別したときには、パンドラの箱を開けたように、たくさんの感情が噴き出してきます。とりわけ自分を責めてしまう**「自責」の念は、なかなか処理ができずに長年苦しんでしまう人も多い**ようです。

死別した相手は、何をどうやっても生き返ることはありません。

しかし、それを認めるのは大変つらいことです。そこで「私が悪かったのだ」と自分を責めることによって、なんとか心のバランスを保とうとすることもあるのです。

しかし、この方法をとってみても相手が生き返ることはありませんから、エンドレスに自分を責めることになってしまうのです。ここから脱却するためには、**「他人に意見を求める」「様々な角度から事実を見直してみる」といった、物事を客観視するアプローチが有効**です。

アテクシからはこんな考え方を示してみます。

「これだけパートナーと死別したことで苦しんでいるあなたですから、**そのときできる方法の中で、悩みに悩んで最善の方法を選択してきたはずですよ**。だから、何度も時間がやり直せたとしても、同じ道を選んでいたのではないでしょうか。あなたが自分を責める理由など一つもないんじゃないでしょうか。

また、**もしパートナーの魂があるのなら（アテクシはあると思っていますが）、あなたのことを責めるどころか、むしろ『よくやってくれてありがとう』と言うのでは**

ないでしょうか。そして、あなたにより良く生きてほしいと思うでしょう。もし逆に、あなたが彼より先立っていたとしたら、きっとパートナーに対してそう思うのではないでしょうか」

Fさんにはこのような話をしました。最初のうちは「それでも責めてしまう」とおっしゃっていましたが、Fさんはこのときのアテクシの話をメモして何度も読み返していたようです。

やがて落ち着きを取り戻し、笑顔も見せられるようになりました。

Q8

相手が去ったときの気持ちが永遠にわからない

パートナーが自死したGさん（22歳／女性）。そんな気配もなく、遺書もなく、いまだにどうしてなのかわからない。何かにつけて理由を見つけようと、もがく自分がいてつらい。どう折り合いをつけていけばいいのか悩んでいる。

A8

「自分にも理由がわからなかったのかもしれない」

自死は、周囲の人間に複雑な感情を引き起こさせるものです。自ら死を選ぶほどの状況や理由がわからないからです。**多くの人はパートナーの死は自分に原因があったのではないかと考え、苦しみます。**

自死には、様々な状況があります。誰かを責めたり、何かに絶望したりして起こすものばかりとは限りません。**むしろ衝動的であったり、おそらくは自分でもよく理由がわからないものだったりする**のです。

パートナーが自死したストーリーを知ろうとしたり、答え合わせをしようとしたりしてもうまくいきません。絶対に答えなど見つけ出せないからです。「明確な理由などない」というぐらいの気持ちで捉えてもいいと思います。

折り合いはすぐにつくものではありません。そのまま折り合いをつけずにおいておくのが良いでしょう。簡単にはいかないのに、無理に折り合いをつかせようとすると、逆に長引いてしまうものです。

Gさんにはそうアドバイスをして、何度か話を聞くようにしました。完全にではないにせよ、改善しています。初めてアドバイスをしたときに、少し涙をこぼしていましたが、とても気分が落ち着いたようです。

自死というのは、ほとんどの場合、本人にも理由がわかっていないのよ。
何らかの理由で他の選択肢が思い浮かばなくなってたんだと思うの。
普通に落ち着いて考えたら、死を選ぶはずがないからよ。
そのときの精神状態は普段通りではなかったの。
だから追いかけなくていい。
答えはどこにもないから。
あの人の冥福を祈るだけでいい。

Q9

「もっと優しくできたのに」と後悔している

夫を突然死で亡くしたHさん（38歳／女性）。亡くなる直前、大げんかしたのが最後のコミュニケーションになった。本当に伝えたいことはもっと他にあったという後悔に苦しんでいる。

A9

「伝えたかったことを書き出してみて」

アテクシがジョセフィーヌと死別した後、たまたま聞いたある曲のフレーズが頭から離れなくなりました。

まだ何も伝えていない
まだ何も伝えていない

宇多田ヒカルさんの『桜流し』という歌です。

死別した後、アテクシはまさにこのような気持ちでした。そう、**あれだけたくさんの話をしたのに、まだ何も伝えてなかった。**すごくそれがしっくり来て、心に刺さって、気が付いたらCDを買っていました。

けんかの有無にかかわらず、いくらでも伝えたいことはあった、もっと話したかったという思いは出てくるのです。Hさんの場合、**たまたま、直前に大げんかをしたというだけ**に過ぎません。

けんかのことを思うより、あなたが伝えたかったことを書き出してみるのもいいと思います。書き出すだけではなく、手紙にして、供えてもいいと思います。

Hさんは月に一度、現状報告をかねて、死別したパートナーへの手紙を記すことにしました。時間の経過とともに、徐々に気持ちも落ち着き、手紙を書く頻度も減っていきました。いまでは、特に手紙を書かなくても落ち着いていられるようです。時折、過去の手紙を読み返しているそうです。

Q10

○心身に不調があるときのスタディー

相手を失ってから無気力で寝てばかりいる

パートナーを失ってから、ずっと無気力な状態が続いていて、寝てばかりいるIさん（28歳／女性）。会社に行くのがやっとで、休日は外出もできず、簡単な掃除をするエネルギーさえない。このままでいいのか、もしかすると病気なのかと心配している。

A10

「ゴロゴロだらだらしていれば、それでいい」

Iさんの場合は死別されたとのことですが、広義でパートナーを失った場合（失恋や離婚）にも、同様の状態に陥ることがあります。それぞれの受容プロセスの「抑うつ期」に当たります。ですから、死別以外でも参考になさってください。

死別後に気力がなくなるという現象は、よく見られます。どちらかというと、死別した直後より、３ヶ月から半年後ぐらいから起こってくるように思います。

大切な人を亡くした直後はやることが多く、慌ただしいので気力がなんとか持つのです。一区切りついてやることが少なくなると、いままで動き過ぎたことの反動として動けなくなる時期が出てくることがあります。死別以外の場合だと、相手と別れたからといって物理的に忙しくなることはないので、落ち込みが急にくることも多いでしょう。

これを予防する方法としては、慌ただしい時期に動き過ぎないということが大切です。人間のエネルギー量は決まっています。活動し過ぎれば反動として、気力が大きくそがれる可能性があります。**気力がない時期は無理をしないこと。おのずと動ける**

ようになるまでゴロゴロするのがいちばんでしょう。

ただ第1章でも述べたとおり、特に死別後はうつ病にかかるリスクも高くなります。**無気力が病的な気力の減退である可能性もあります。ひどいようであれば、早めに精神科を受診したほうがいい**でしょう。

受診の目安としてわかりやすいものは、次のようなものです（より詳細には112ページ～参照）。

- **3日以上続く不眠を伴う**
- **大きな体重減少がある**
- **日常生活に支障をきたす**

いずれにせよ、重症化してから治療するよりも、軽症のうちに治療をはじめるほうが長引かないと思います。

「受診していいのかわからない」のであれば、とりあえず受診してみる、というぐらいの気の持ちようでもいいと思います。結果として、大した状況ではなかったとしても、そのことがわかるだけで安心だからです。

Q11

涙さえ出ないのは異常なのか

10代の頃から付き合ってきた夫と別れたが、涙さえ出ないと悩んでいるJさん（40歳／女性）。普段と変わらず生活しているが、自分は冷たい人間で、どこかおかしいのではないかと心配になってしまう。

A11

「必ずこうでなければならない、なんて思わないで」

いま、普段通りに生活できているのならば、それはそれで特に問題はないでしょう。別れの乗り越え方や、わきおこる感情は大変個人的なものです。必ずこうなる、必ずこうでなければならないということはないので、自分なりに過ごしてください。

ただ、**あえて言うならば、「もう大丈夫」という判断を早く下し過ぎない**ようにしないといけません。ある程度時間が経った後になって、急に不安定になることもあるからです。**自分自身の状態をこまめにチェックすることはし続けたほうがいい**と思います。

Q12

一人になる時間をやり過ごせない

婚約していた彼女と死別し、気持ちを切り替えるためにも忙しくしているKさん（33歳／男性）。それなりにうまくいっていると思うが、夜、寝る前などに一人になる時間が恐ろしく感じる。どうやって過ごせばいいのか悩んでいる。

A12

「いちばんつらい時間帯は生活環境を変えてみて」

アテクシもジョセフィーヌと死別した後には、こうした時間がありました。暇な時間ができても、そわそわしてくつろげないのです。空いた時間に映画や読書をしようにも、集中できない。

こうした時期はアテクシの場合、3ヶ月から半年ぐらいは続いたように思います。ただ、時間が過ぎれば着実に落ち着いていくのが実感できましたから、我慢はなんとかできました。**まず大切なことは、「ずっとこれが続くわけではない」と認識すること**だと思います。

また、**頭を休めることに注力しようとするよりも、体を動かすことを心がけて、自然と頭が休まる状態を作る**のが良いと思います。あまり激しい運動はかえって頭を興奮させてしまいますが、のんびり散歩したり、軽くストレッチしたり、アテクシの場合はヨガをするのも有効でした。

その他にも、温かいミルクを飲む、クラシック音楽を流すなど、**リラックスするために形から入る**のも良いでしょう。苦手な時間帯には、思い切って早々に寝てしまう、というのもアリです。その分早く起きることになるかもしれませんが、朝は一般的に活動的な時間帯ですから、好きなようにして過ごすと良いでしょう。

パートナーとの死別後、いちばん苦痛になる時間帯というのがあります。死別でなくても、大切な人と別れると空虚で苦痛になる時間帯というのがあるかもしれません。**パートナーともっとも穏やかに過ごしていた時間や、幸せを感じていた時間が、苦痛の時間に変わってしまう**のです。

アテクシのところへ遺族外来にいらっしゃった主婦の方は、夕食のしたくをしている時間がつらいとおっしゃっていました。

彼女の夫はほぼ定時に仕事を上がり、帰宅する人でした。夕食のしたくをする時間帯はいつも、夫婦での会話を楽しんでいました。今日あったこと、週末のプラン、子供のこと……。それは様々なことを話し合いながら過ごしていた時間帯でした。

その方は、夫を亡くした後、仕事や家事に忙殺されていました。しかし、夫が生きていた頃と変わらぬ時間に夕食のしたくをはじめると、ちょうどその時間、話す夫がいないことを感じて、つらかったそうです。

アテクシの場合、夜の9時から10時頃にかけてが、パートナーといちばんリラックスして過ごした時間でした。思い思いにネットサーフィンをしたり、DVDの続きを観たりして過ごしながら、それぞれの一日を報告し合っていました。

パートナーが亡くなってからは、その時間が確かにつらく、どうしようもない気持ちに襲われました。一人で好きなDVDを観たり、いろいろやってみたのですが、家にいるとかえってパートナーの不在を強く実感してしまってつらかったです。

パートナーを失っても、日常のサイクルが急に変わるわけではありません。もちろん、その質は大きく変わるのですが、以前と同様に出社して、帰宅して、ご飯を食べて、というふうに、生活パターンは従来のままです。

パートナーといちばんじっくりとコミュニケーションしていた時間帯というのは、一日のなかで、互いがゆとりを持っていた時間帯であったはずです。パートナーを失うと、そのいちばんゆったりとしていた時間にやることがなくなります。いちばん穏やかだったはずの時間に、もう大切な人が戻らないということを強く実感してしまうのだと思います。

苦痛は時間が徐々に解決してくれます。しかし、それまでは大変つらい時間になります。しばらくの間、**苦痛になってしまった時間を別の時間に置き換えてみる**ことをお勧めします。

たとえば、夕食後の時間がつらいなら、夕食を終えたら毎日ウォーキングに出てみる。同じ時間に、同じ場所にいるとつらくなることが多いでしょう。ですから、その時間は場所を変えてみるのです。また、あるいは早く寝てしまい、その分、翌朝早く起きて違うことをするという手もあります。生活のサイクルをあえてずらすことで、いちばんつらい時間の過ごし方を変えてみる方法です。

パートナーを失った直後は投げやりになってしまい、いっそ引っ越そうかとか、仕事を辞めてしまおうか、などと思ったりもしました。大きく日常を変えてしまおうという気持ちです。しかし、**大切な人を失い、ひどいダメージを受けている人が、生活環境を大きく変えることは、リスクやストレスにもなります。**あまりお勧めできません。

そこで、「いちばんつらい時間帯だけ生活環境を変えてみる」というやり方がいいように思います。**それだけ心がけて過ごしていけば、数ヶ月もすれば新しい生活パターンができて、やがてそれに体も慣れていく**と思います。

Q13

相手を思い出すようなことばかりしてしまう

思い出すとつらいだけなのに、別れた彼とやりとりしたＬＩＮＥや、一緒に撮った写真をわざわざ見ては、泣いてしまうというＬさん（27歳／女性）。このくり返しをやめるにはどうすれば。

A13

「あえてクヨクヨ、浸ってみるのもいいのよ」

「思い出すとつらい」という現象には二つあるとアテクシは考えています。

一つは、本当につらいと感じている制御できないもの。もう一つは、つらいと感じることによってつらさを吐き出し、自分を安定させるためのもの、です。

Ｌさんの場合、あえて自ら、彼を思い出すものを眺めているわけですから、思い出してはつらくなるものの、そうすることで楽になっていっている、という面があるかもしれません。

そこで**大切なことは、思い出して泣いた後に「自分が楽になっているかどうか」をつぶさに観察する視点を持つということ**です。

もし、少し楽になっているのを実感できるのであれば、無理に「つらいから悪いことだ」と考えなくてもいいと思います。自分が**疲れ切ってしまわない程度に、意図的に思い出に浸ってみるのは案外有効な方法**なのです。

しかし、もし思い出して落ち込むことが心の回復につながっていない、つらい、スッキリしない、と感じるのであれば、目の届かないところにLINEや写真を置いておくほうがいいかもしれません。LINEであればスクリーンショットなどで画像として保存してスマホから履歴を削除し、画像は普段使わないパソコンなどに保存する。写真は物置の奥などにしまっておく、などです。ただ、いまは思い出すとつらくても、いずれは懐かしんで振り返りたくなる時期が来ると思いますので、完全に消去してしまうことはお勧めしません。

Lさんはアドバイスを受けた結果、「思い出して泣くことで、少しだけ楽になっている自分」に気が付くことができたようです。ただ、際限なく思い出してばかりいると疲れてしまうので、思い出す時間を1日に1回、夜寝る前と決めました。それが回復の手助けになっていったようです。

意図的にクヨクヨするというのも一つの方法なので、これでスッキリするようならばあえて取り入れるといいのです。そして疲れる前にやめておく。

別れの乗り越え方に決まりはありません。

いろいろやってみて、自分が良いと思うやり方をやる。やってみて、あまり自分が楽にならないものはやめる。やりたいことをやる。やりたくないことはやめる。これのくり返しでいいのです。自分なりに試行錯誤してみてください。

Q14

思い出の品は捨てたほうがラクになる?

もう戻らないとわかっている彼。彼との思い出の品を捨てたり、思い出の場所を避けたりしたほうが回復が早くうまくいきますか?

A14

「懐かしくなるときが来るから早まらないで」

思い出は無理に捨てたり、避けたりしないほうがいいと思います。特に品物は一度捨てたらもう二度と見られないからです。

捨てたい気分のときはしまい込めばいいのです。

思い出したり、しまい込んだり。しばらくしてまた思い出して、やっぱりしまい込んだり。**気分によって何度でも切り替えてください。**そのうちに少しずつ、自分のなかのギスギス、鬱々としたものが和らいできます。

Q15

怒りの衝動が抑えられない

悲しかったはずの別れなのに、冷静になると怒りがわいてきて、その怒りをいまさら相手にぶつけられないことがストレスになっているMさん（19歳／女性）。時には嫌がらせで相手の会社に連絡してやろうかと思うほど。それがダメなことはもちろんわかっているが、怒りの衝動をどうしたらいいのかわからない。

A15

「怒りの正体は相手に対する執着なのだと自覚して」

心のどこかに執着が残っていると、怒りが表れるのです。

「相手に反省してほしい」という気持ちが怒りにつながるのです。そして、望むとおり「ちゃんと相手が反省してくれたら」の裏にある気持ちは、相手に対する強い気持ち、多くは未練です。

本当に未練がないならば、いまさら怒ってもどうしようもないですし、どうしようもないことで怒りを持続させる必要もなくなっていきます。別れたばかりであればあるほど、相手への怒りの気持ちが出てくるのはこういうわけです。

激しい怒りがわいてきたときに、相手に連絡を取っても、おそらくMさんの思うようにはなりません。**相手を思うようにコントロールできないことで、余計に執着心が強く出てしまい、怒りがますますひどくなります。**

怒りの衝動が強いときは、写真や、連絡先を隠すなどして、相手の気配を自分の生活からまったく消すのも一つの方法です。相手とはもう一切関わらないという前提で、友人に愚痴を聞いてもらったりするのもいい方法だと思います。

怒りの感情は、スポーツをしたり、歌ったりといった、身体的な行動で発散することも可能です。心配しなくても、相手とちゃんと距離を置くことで、新たな怒りの要因を招きにくくできます。**怒りの感情は、わりと早く収まってくるもの**なので、しばらくの辛抱です。

Mさんの場合は、積極的に友人と遊びに出かけて、彼の存在を自分の日常から消す努力をしました。楽しいことをして肉体を疲れさせることで、怒りは1週間程度で収まってきました。

怒ると自分が疲れちゃいますからね。**怒りが止まらないときには、他には日記にでもその気持ちを書いてみる**といいと思います。いま、あなたが何を感じているのか、何に怒っているのか、どうしたら気持ちが落ち着くのか。

いろいろ書き出しているうちに、自分を客観視でき、冷静になれるという効果があります。

Q16

会いたいという衝動が抑えられない

じゅうぶんな話し合いの末、納得して別れたはずなのに、時々どうしようもなく相手に連絡したくなってしまうNさん（22歳／女性）。もう会わないと決めた以上、連絡すべきでないことは理性ではわかっている。しかし、どうやって気を静めたらいいのかわからない。

A16

「情のままに動くと状況は悪化する」

別れた後というのは、まだ相手に対して深い情が残っています。とはいえ、その情のままに動くと、状況が混乱します。多くの場合は、相手との関係性が悪化するだけです。ですから、**基本的には一切連絡を取らない**ほうがいいと思います。

相手との関係によっては、パートナーシップから友情に移行するということもなくはありません。しかし、それはNさんのように、もう会わないと決めて別れた場合に、その時点で期待することではありません。いったんは距離を空けるべきです。

ちゃんと距離を取るために必要なことは、**連絡したくても物理的にできないようにしてしまう**ことです。電話番号、ＬＩＮＥ、メールアドレスなどはいったん削除してしまうのが良いでしょう。簡単に連絡できない状況を作れば、衝動にブレーキがかかります。

また、**物理的に相手と距離を保つ**ことも有効です。

実家から離れて暮らしているならば、しばらく実家に滞在させてもらうなどして、彼からなるべく遠ざかるようにしてみてください。

友人と遊ぶのも有効な方法です。友人はあなたのことを冷静に見ていることが多いので、「いまは連絡するのをやめて、いったんは距離を置いたほうがいいよ」など、まっとうで客観的な意見を言ってくれることが多いでしょう。

時間が解決します。**中毒のようなもので、最初は衝動が強くて苦しいですが、1週間もやり過ごせば、連絡したいという感情の波もだいぶ落ち着く**と思います。

Q17

別れにともなう代表的な精神疾患と受診目安は?

彼と別れた日のことを思い出すと息ができなくなるほど苦しくなる○さん(24歳/女性)。「息ができなくなるほど苦しい」というたとえではなく、本当に身体的に呼吸がうまくできなくなる。病院にいったほうがいいのか悩んでいる。

A17

「息苦しさや過呼吸があるなら、身構えずに受診を」

別れは様々な精神状態を引き起こすことがあります。その強いストレスのせいで、基本的にはなんだって起こり得ると言ってもいいほど。ここではまず、よく起こり得る代表的な精神疾患について見ていきましょう。

CASE① 適応障害

環境にうまくなじめずに、社会に適応できなくなる疾患です。気分が落ち込む、気力がわかない、動悸や吐き気がする、一時的に眠れない、食欲が落ちる、などの症状で出てくる可能性があります。

症状はうつ病に似ています。しかし、メカニズムは異なります。脳を使い過ぎることによって、脳を動かすための神経伝達物質が枯渇し、症状が出るのがうつ病。一方、**適応障害の場合は、原因となるストレスや環境によって症状が引き起こされます。つまり、ストレスの元がなくなったり、環境が変わることによって、適応障害は治療することができます。**

たとえば、職場の人間関係が悪く、苦手な上司がいたとします。このため職場に行くと、意欲の低下や吐き気、動悸などが生じるようになりました。休みの前の日は落ち着いて過ごせます。

この場合は、ストレスになる環境（＝職場の人間関係）が症状の原因で、そこから離れると症状が軽快します。これが適応障害です。

別れによる症状でいちばん起こりやすいのが適応障害です。たいていは一時的なものので、徐々に回復していきます。

CASE②　うつ病

意欲の低下、気分の落ち込み、動悸、吐き気、胃の痛み、肩こり、頭痛、不眠、食欲の低下など適応障害と似た症状が起こりますが、**一般的に適応障害より重篤で長期化**します。

うつ病になると、脳の機能の低下が起こります。これが適応障害との大きな違いです。この脳の機能の低下は、脳を使い過ぎることで起こります。適応障害の項で挙げた職場の例にならってうつ病についても説明してみましょう。

最近仕事が多忙で、なかなか早く帰れない日が続いている。徐々に頭が働かなくなり、仕事のスピードが落ちてきた。夜寝ても変な時間に目が覚めてしまい、そこから眠れない。意欲の低下、吐き気、動悸なども出現し、休みの日はまったく動けない。**過労により、脳を酷使し、動けなくなっています。**この場合は休みの日であってもすぐに回復することはできません。

別れがうつ病を引き起こすときというのは、たとえば、別れのことばかり考えていて脳が疲れてしまった場合、別れに伴って生活や環境が大きく変化してバタバタと動く必要があった場合、別れのことを忘れようと仕事をし過ぎた場合、など何らかの「脳を使い過ぎる状況」が背景にあることが多いようです。

うつ病の場合は、脳の機能を回復させる必要があるため、環境調整を行っても速やかには症状が改善しません。脳が回復するまで脳を休ませる休養や、脳を動かす神経伝達物質を補充するための抗うつ薬などが必要になってきます。うつ病になったら、回復のためにはしっかりした治療とじゅうぶんな期間が必要です。

CASE③ 不安障害(パニック障害、強迫性障害など)

不安障害は、パニック障害や強迫性障害、社会不安障害など、不安を中心とする精神疾患の1グループです。どんな不安障害も起こり得ますが、よく起こるものとしてパニック障害と強迫性障害をご紹介していきたいと思います。

パニック障害は、過呼吸、不安や動悸、頭痛、吐き気などの多様な症状を伴う発作が突然生じます。発作自体は5分ぐらいで収まるのですが、本人にしてみれば命の危険を感じるほどの症状です。

場合によっては救急車を呼ぶこともありますが、特に異常は見つかりません。「また起こったらどうしよう」という不安感が徐々に大きくなり、発作の回数も増えていきます。**重篤化するとうつ病を引き起こすこともあります。**

ここまでしっかりした形はとらなくても、不安で電車やバスに乗れない。乗っても途中の駅で降りてしまう。トンネルや高速道路など、急には外に出られない場所を避けるといった症状もパニック障害で起こります。

別れにともなう精神の不安定さはこういった症状を強くすることがあるので、外出への不安や過呼吸が起こりやすくなる可能性があります。

強迫性障害は、一つの考えが頭から離れず、それにともなって行動が束縛される障害です。この「考え」のことを強迫観念といいます。

たとえば、「鍵をかけたか確認をしていないかもしれない」「手が汚れているかもしれない」「誰かを車ではねたかもしれない」などといったものが代表的です。

結果として、延々と鍵をかけたか確認をしてしまう。手を何十分も洗い続けてしまう。車を降りては何度も確認をしてしまう、といった行為が出現してきます。頭の中では「ばかばかしいこと」とわかっていても不安でやめられなくなるのです。

別れの不安がこういった症状を悪化させることがあります。

別れた後に、肉体的に息苦しくなったり、過呼吸を起こすようならば、精神科や心療内科の受診を考えてもいいと思います。ポイントは「日常生活に影響が出ているか」ということになります。

加えて睡眠がしっかり取れない、食事ができないといった場合も、受診を考える目安になります。

Q18

別れの苦しみはどれくらい経てば消えるのか

死別で彼を失った後、どれくらい月日が経てば自分がラクになれるのかと、先が見えずに悩んでいるPさん（27／歳女性）。1年？　3ヶ月？　それとも10年かかる？

A18

「過去は時とともに薄れ、新しい時間が必ず未来を作ってくれるから」

自分が楽になるためには二つの過程があるとアテクシは考えています。一つは「過去の執着が薄れる過程」、もう一つは「新しい時間が上書きされる過程」です。この二つの過程の進行具合によって、楽になる時間は決まってきます。

まず「過去の執着が薄れる過程」についてです。

これは**いわゆる「時間薬《ときぐすり》」**というものです。過去の記憶というものは、だんだん詳細が削れていき、忘れられない部分だけが残っていきます。この忘れられない部分も、詳細が削れていった分、生々しさはだんだん薄れていくのです。それにともない気持ちは楽になっていきます。

もう一つは「新しい時間が上書きされる過程」です。**新しい記憶というのは現在進行形で重ねられていきますから、過去の記憶に比べて圧倒的に情報量が多い**のです。ですから新しい上書きが進めば進むほど過去のつらさが薄れていきます。

「過去の執着が薄れる過程」ですが、別れの体験が鮮烈であればあるほど、また衝撃が強ければ強いほど、時間がかかります。死別はこれに当たるので、なかなか薄れてはいかないでしょう。数年単位でかかることもあります。

さらに、**別れる前の情報量が多い、つまり、相手との関係が密で、共にした時間が長いほど時間がかかります。**また、当事者の性格によっても違いがあります。**過去のことを詳細まで覚えてしまっているような性質の人は、なかなか執着が薄れていかないでしょう。**

一方で、恋愛などで別れはしたがその相手とは友人同士となり、いまも連絡を取っているというケースや、付き合っていた時間が短かったケースなどは比較的早く楽になっていくと思います。

できるだけ早く楽になる方法として、**鮮烈さや衝撃を少なくするという方法**があります。いきなりの別れはやはり衝撃が大きいので、しばらく距離を空ける時間を設ける提案をすることなどです。ただし、別れを決意するときは、相手と一緒にいることがすでに苦痛になっているという可能性もあります。どちらが自分にとって、よりつらいのかよく考えたほうがいいかもしれません。

もう一つの「新しい時間が上書きされる過程」ですが、これを促すにはまず、**新しい出会いを探すなどの行動を起こす**ことが大切になってきます。とはいえ、気持ちの問題もありますので、そんな気にならないうちから無理に動く必要はありません。もちろん、友人を作る、他人との時間を充実させる、仕事や趣味に没頭するなど、別の体験で新しい記憶を増やすことも有効ですが、同じ質の情報で書き換えたほうがより有効です。つまりは、新しい恋愛をするということになります。

この**二つの過程がすぐに実行できなくても、意識するだけで過ごし方が変わる**ので効果はあると思います。また、別れのつらさは、それだけ自分を成長させる可能性もありますから、無理に消そうとせず「つらさをそのまま置いておく」という発想も大切だと思います。こういうものは真正面から取り除こうとすればするほど、かえってとらわれて高いハードルに感じるものなのです。

○別れの後の人間関係についてのスタディー

Q19

泣き言に付き合ってくれる友人に罪悪感

長く付き合った彼と別れたショックで、友人に電話をしては泣き言ばかりくり返してしまうQさん（28歳／女性）。友人は付き合ってくれるが、辟易しているのではないかと申しわけなく思っている。他の方法で、悲しみをうまく発散する方法はないか。

A19

「友人には感謝の気持ちを忘れないで」

友人に泣き言を言うのは、発散方法として悪くはありません。Qさんが心配しているように、本当にその友人が辟易しているかどうかもわかりません。関係性によっては、「大変なときはお互い様だから頼ってほしい」と考える友人もいるでしょう。また、恋愛トークが好きな友人だっていると思います。

大切なことはあなたの思いやりです。

友人に迷惑をかけているのではないかと自戒して、相手にいたわりの言葉や態度を示せていれば大きな問題ではないと思います。また愚痴を聞いてもらった後には、一緒に遊んだり、相手を楽しませようとしたりと、**愚痴以外の行動もセットで考えれば良い**と思います。

話を聞いてもらう人が複数人いれば、なお良いと思います。

負荷を一人に集中させるのではなく、分散化させることも一つの方法です。話を聞いてくれる相手とあなたの関係性や距離感、相手の価値観によって、かけてもらえる言葉も変わってくるからです。

あるいは、**まったく利害関係のない人に話を聞いてもらうのもいい**でしょう。行きつけのバーでお店の人に話を聞いてもらうとか、カウンセリングでプロに話を聞いてもらうなどの方法があります。お金を払うことで、ある程度、遠慮することなく話を聞いてもらえるのが大きなメリットだと思います。言葉を使わない、シンプルなスポーツをするなどしてストレスを発散させるのも良い方法です。

Q20

知人の助言にイライラしてしまう

せっかく話を聞いてくれた友人の助言を素直に受け入れることができず、それどころか「うるさいなあ」などと、つい腹立たしく思ってしまうRさん（26歳／女性）。自分のためを思ってくれているのはわかっているので、自己嫌悪に陥ってしまう。こんなことなら、もう人を頼らないほうがいいのではないかと思えてくる。

A20

「友人の助言を真面目にすべて受け止めない」

誰かに相談したからといって、**助言を全部受け入れる必要はない**と思います。**大切なことは、話を聞いてもらい、誰かにつらさを共有してもらうこと**なのです。

他者は自分と違う価値観を持っているので、「なるほど」と思えることがあったら取り入れてみよう。それぐらいでいいのです。

他者のアドバイスを聞いて怒る人というのは、「相手の言うことは全部聞かなきゃいけない」と思ってしまう真面目な人で、その頑固さから怒りが生じていることが多いのです。ですから、自己嫌悪になど陥らず、「自分が真面目過ぎるだけなのだ」と思うようにしてみてください。**自分に優しくすることができれば、きっと他人にも優しくできる**と思います。

時に正しい助言であっても、頭に入れたくない、頭に入らない、ということがあります。**正しいとわかっているからこそ、受け入れられないことだってあります。**そういうときは、助言をメモに取ってどこかに保管しておきましょう。**どんな言葉も、必要とされるタイミングがあるのです。**

とりあえずは、時間を作って相談に乗ってくれたことに対する感謝だけでもいいのです。そして、相談することで、あなた自身が疲れてしまうのなら、無理に人に相談しなくてもいいと思います。**他者があなたの気持ちを完全に理解することなど、そもそもできない**ことなのです。

Q21

幸せそうな知人に嫉妬してしまう

幸せそうにしている友人や知人を見るとつらくなるSさん（31歳／女性）。友人たちと距離を置いたほうがいいのか悩んでいる。

A21

「疲れているときはそっと休めばいい」

人の幸せを見るとつらくなる時期は、**まだ傷が深く、感情的になりやすくなっているのだと考えられます。**もちろん、友人たちと距離を置いてみていいと思います。あなた自身が気持ちに余裕がなくて疲れているのに、わざわざ余計に疲れることをしなくていいのです。普段でも**疲れているときは一人で引きこもって「そっとしておいてもらう」ようにしますよね。**それと同じことです。

人は疲れると、どうしても考えの視野が狭くなってしまいます。視野が狭い状態は本来のあなたではありません。疲れが取れていくと余裕が出てきて、人に会ってもつらさは出てこなくなると思います。**疲れているときに引きこもることは「距離を置く」というほど大げさなことでもありません。**そんなに自分を追い詰めて考える必要もないでしょう。

Q22

知人の気遣いがかえって重荷

友人や知人が明らかに自分に気を遣っていることが、気になっているTさん（35歳／男性）。かと言って、Tさん自身も空気を読んで自分を軽く笑い飛ばせるほどは元気になっていない。気を遣われるのも疲れるし、どうすればいいのか悩んでいる。

A22

「親しい友人には、気を遣わないで、とはっきり言ってしまう」

対策はいくつかあります。**まずは元気になるまで人に会わないようにする方法**です。もう一つの対策は**「気を遣わなくてもいいよ。そのほうが私も気が楽だから」とはっきり伝えてしまう方法**です。それを言いにくいような関係の人とは、いまは無理に会わなくていいと思います。

人に会うならば、自分の状態を伝えても「疲れない」ような人がいいでしょう。いずれはこういった状況も時間が解決してくれると思いますよ。

Q23

新しい出会いにいつまでも前向きになれないのはおかしい?

「新しい出会いがある」とよく言われるが、実際のところ、まるでそんな気がしないと感じているUさん(28歳/女性)。「みんなはよく、ちゃんと別れを乗り越えているなあ」などと思うと、自分は他の人にできることもまともにできない、とても情けない存在だという気がしてみじめになる。

A23

「出会いに前向きな気持ちがないときはのんびりと」

いずれ新しい出会いは訪れるはずですが、タイミングもあります。だから、**のんびり構えていればいい**でしょう。少なくとも、本人に出会いに対する前向きな気持ちがわずかでもなければ、そのタイミングは訪れません。そういう気持ちが起こらないうちは、無理に動く必要もないと思います。

別れは乗り越えようと思って乗り越えるものではありません。

時間とともに、相手に執着する割合が減ってきて、自分の心の中で相手の重要度が下がるのです。

これは誰にでも起こる自然の過程なので、まだそういう状況ではないUさんがダメだということではないのです。**別れの直後というのは自分を支えてくれた存在がなくなり、自分に対する自信も失っていることが多いのです。**そのせいで、何ごともネガティブに感じることが多いだけなのです。

感情は気まぐれなもので、心の中に長居もしません。そして、思考（考え方）は、感情の影響を受けます。Uさんが自分のことを悲観的に思うその気持ちも、実は気まぐれな一過性のものなのです。

Q24

寂しくて出会いをくり返している自分

大切な人との別れを経て、まるで埋め合わせるかのように恋愛をくり返すようになったVさん（33歳／男性）。しかし、そのたびに空虚さを感じており、人と出会うことをやめたほうがいいのではないかと考えている。

A24

「積極的に出会いを求めるのは悪くない」

誰かを忘れるための出会いの多くは虚しいものです。とはいえ、当たり前のことですが、出会いを多くくり返すうちに、大切な出会いに結び付くという可能性もあります。**新しい人と会わないかぎり、人生の大きな出会いに行きつくこともない**でしょう。

ですから、多少乱暴に聞こえるかもしれませんが、ある程度割り切って出会いを重ねてみても良いと思います。人と出会う行為はエネルギーが必要ですから、自分の体調とよく相談して、程良いペースを守ってください。

相手に失礼がないようにすれば、出会うこと自体を罪悪視する必要はまったくないのです。

Q25

誰と出会っても失った相手と比較してしまう

新しく出会った人たちを、失ったパートナーと比べてしまうWさん（23歳／女性）。そんなことはないはずなのに、比べることでさらに、元彼を美化してしまう自分がいる。こんな状態では、別れた相手以上の存在など現れないのではないかと考え込んでしまう。

A25

「あなたの考えは絶対的なものではない」

別れた相手と比較して、新しく出会った人を減点法で見てしまううちは、あまり出会いを求めないほうがいいかもしれません。とはいえ、誰しも、新たに出会った人と元のパートナーをまったく比較しないということはあまりないでしょう。

人間とはとても現金な部分もあるものです。

楽しい人と出会えば過去のパートナーのことは思い出となります。出会った相手としっくり来なければ、過去の相手とまた比較もしてしまうものです。

自分の思考（考え方）というものは、そのときの感情や状況が作ります。だからそれは絶対的なものではないと思ってください。

ですから、当時この上ないと思った彼に出会ったように、この上ないと思う新たな彼が現れる可能性がじゅうぶんにあるはずなのです。

新しく現れる相手の素晴らしさは、かつての相手とはまったく違ったところかもしれません。かつての彼と新しく出会う人は違う人間なのだから、その世界観は、当然違ってくるものです。心を閉ざしがちな自分の癖を自覚して、いろんな出会いをドキドキしながら楽しもうとすればいいのではないでしょうか。気の持ちようを自覚するだけでもプラスに働きます。

Q26

新しい相手に対して罪悪感がある

新しいパートナーができ、いい人で幸せだと感じているXさん（38歳／女性）。それでも、もう戻らない死別した夫のことを何かにつけて思い出してしまう。そ……のことでいまのパートナーに罪悪感がある。

A26

「過去の相手に良い感情を持っているって素敵なことよ」

かつてのパートナーとのことが頭にあると、特に死別の場合は顕著ですが、「(もし彼に死が訪れなかったら)まだ一緒にいたはずだ」という思いが残ります。そのために、ともすれば**新しいパートナーと一緒にいる現状に混乱してしまい、まるで自分が浮気でもしているかのように感じられることがある**でしょう。

実はアテクシにもそのような状況がありました。しかし、実際には、それは浮気でも何でもありません。新しいパートナーも、昔のパートナーのことを思い出してしまうあなたの姿を、きっと見守ってくれていることだと思います。

失った相手だからといって、その人のことを冷たく思い出したり、忘れたりなんかできないのではないでしょうか?

失った相手に対して、ずっといい思いを残している。

それがあなたの良さでもあるはずです。

だから悪いと思うことはありません。ただ、いまのパートナーに対する礼儀や思いやりとして、過去のパートナーの話題を出すときは、ちゃんと様子をうかがい、配慮してください。いまの彼に対して悪いと思うその気持ちを、あなたを見守ってくれている彼への感謝の気持ちに転換してくださいね。

悔やむ必要など本当はない

いろんなケースを見てきました。喪失による悲しさやつらさは簡単には整理できない苦しみを人生にもたらします。でも、一つだけ覚えておいてください。

あなたはパートナーを失いたくなかったでしょ。
だから、そのとき、そのとき、
ちゃんと考えて最善の行動をとったはずよ。

いまだから反省点が思い浮かぶのかもしれない。

そのせいで苦しんでいるのかもしれない。
でも、もし時間を遡ることができたとしても、
真剣に相手と向き合っていた当時のあなたは、
きっと同じようにしたのではないかしら。
何を悔やむ必要があるのかしら?
当時の自分を責める必要はどこにもないのよ。

第3章

苦しみから抜けるためにできること

精神科医からのアドバイス

自分の言葉で書き出してみる

大切な人との別れはどんなものであっても大きな衝撃を伴います。最終的には時間が癒してくれますが、そのまま受け身でいるよりは、より楽にする方法を試してみてもいいと思います。

ここでは、かつてアテクシが実践した、「もう戻らない人との別れに、正面から向き合い、早く状況に慣れるための方法」として、「書き出す」という手法を紹介します。行うのはご自身に気力があるときで構いません。

「書き出す」という作業は心を癒す理想的な方法の一つです。カウンセリング技法の一種である「認知行動療法」でもよく用いられます。書き出すことによる効能はいくつもあります。

○セルフ傾聴効果

これはアテクシのオリジナルの言葉です。

カウンセリングで大切な手法の一つに「傾聴」というものがあります。ただ話を聞くことです。

傾聴はいい方法ですが、問題もあります。まず、傾聴してくれる相手が必要であること。相手が傾聴のコンセプトを正しく理解できていないと、当事者に余計なアドバイスをしてしまったり、傷つくような言葉を投げてしまう可能性があることなどです。

書き出す行為には、誰かに傾聴してもらうのと似た効果があります。しかも傾聴とは違って、相手は必要ないので、時間や場所を選ぶ必要もありません。相手に気を遣うこともなければ、余計に傷つけられるようなリスクもありません。

○セルフフィードバック効果

つらつらとエンドレスで考えているよりも、書き出すことによって自分をいったん出し切って、振り返ることができます。結果として、**自分の気持ちや考えを整理することができます。**自分で自分を客観視できるのがセルフフィードバック効果です。

○セルフメモリー効果

自分自身の考えや気持ちというのは日々変化しているものです。書き出すことによって、**過去の自分の状態を記録し、振り返ることで自分が良くなっていることに気づく**でしょう。

「前はここで耐えられなくなったのに、いまは大丈夫だ」

こう気づくことで自信と未来への展望を持つことができ、さらなる改善を見込めます。

このように書き出す行為には多くのメリットがあります。そこで、書き出すことを中心に、アテクシなりのレシピを考えてみました。必ずこうしなければいけないわけではありませんが、きっと何らかの助けになると思います。

I.いまのつらさを分析して、解決方法を見つけるレシピ

STEP① いま、つらいことは何ですか？

いま、つらいと感じていることを、思いつくだけ書き出してみましょう。

アテクシたち精神科医が診察で患者さんにまず聞くことが「あなたは何で困っているのですか？」ということです。これを「主訴」と言います。カルテの冒頭に記され

るものです。

まず自分で、自分の何がつらいのかをはっきりさせること。はっきりしないのなら、何がはっきりしないのか書くこと。単語にまとめず、「自分の言葉で書くこと」が大切です。

問題点があいまいなまま時を過ごしていくと、自分の今後の方向性が見えず、余計に迷い苦しむ可能性があります。ですから、自分を冷静に見つめてみましょう。

【例】

・生きているのが時間つぶしのようにしか感じられない。
・何をしていても集中できない。
・空いた時間を過ごせない。
・寂しい。
・寂しいと思う自分にイライラする。
・死別した相手にひたすら申しわけないと思う。

・お酒の量が増えた。
・不眠がつらい。
・何を食べても美味しく感じられず、体重が減少した。
・身体的な疲労がひどく、いままでなかっただるさがある。

STEP② つらさを三つに分類する

【STEP①】で書き出したものを「A：症状」、「B：考え、感情」、「C：行動」の三つに分類してみましょう。

【例】

A：症状

・不眠がつらい。
・何を食べても美味しく感じられず、体重が減少した。
・身体的な疲労がひどく、いままでなかっただるさがある。

B：考え、感情

・生きているのが時間つぶしのようにしか感じられない。
・寂しい。
・寂しいと思う自分にイライラする。
・死別した相手にひたすら申しわけないと思う。

C：行動

・何をしていても集中できない。
・空いた時間を過ごせない。
・お酒の量が増えた。

そのうえで、「**A：症状**」のなかに「うつ病の症状」が出ていないかに、まずは注意します。「うつ病の症状」はいろいろありますが、たとえば次のようなものです。

・不眠
・食欲減退と体重減少

・頭痛、凝り、吐き気、動悸、しびれ

例を見ると、Aに分類した項目のなかに「うつ病の症状」に当てはまりそうなものがありますね。症状が2週間以上も続いているようなら、うつ病に罹っている可能性があります。特に不眠が続く場合は、すみやかに精神科を受診すべきです。

STEP③ つらい順に並べる

【STEP②】で分類した「B：考え、感情」「C：行動」のそれぞれについて、つらい順に番号をつけてみましょう。

【例】

B：考え、感情

(4) 生きているのが時間つぶしのようにしか感じられない。
(1) 寂しい。
(2) 寂しいと思う自分にイライラする。
(3) 死別した相手にひたすら申しわけないと思う。

C：行動

(2) 何をしていても集中できない。
(3) 空いた時間を過ごせない。
(1) お酒の量が増えた。

STEP④ それぞれの解決方法を考える

【STEP③】のそれぞれについて、少しでも緩和につながりそうな方法を考え、思いつくままに書き出しましょう。

少し、難しいでしょうか。もし何も思いつかない場合は、無理して書かなくても大丈夫です。方法を考えるときの助けとして、「考えを変える」「行動を変える」「人に頼る」といった要素を取り入れる手があります。

【例】

B：考え、感情

(4) 生きているのが時間つぶしのようにしか感じられない。（＝**思い付かない**）

(1) 寂しい。（↓**実家にしばらく帰省する**）

(2) 寂しいと思う自分にイライラする。（↓**飼い犬を抱きしめる**）

(3) 死別した相手にひたすら申しわけないと思う。（↓**相手にしてあげたことを書き出してみる**）

C：行動

(2) 何をしていても集中できない。（↓**何か美味しいものを作ってみる**）

(3) 空いた時間を過ごせない。（↓**1時間ほど散歩に出る**）

(1) お酒の量が増えた。（↓**お酒をすべて捨ててしまう**）

STEP⑤ 解決方法を試してみる

【STEP④】の解決策のなかから、実行できそうなことを試してみましょう。無理なくできそうなことだけで構いません。

【例】実行したこと

B：考え、感情

(2) 寂しいと思う自分にイライラする。（↓**飼い犬を抱きしめる**）

(3) 死別した相手にひたすら申しわけないと思う。（↓**相手にしてあげたことを書き出してみる**）

C：行動

(2) 何をしていても集中できない。（↓**何か美味しいものを作ってみる**）

(1) お酒の量が増えた。（↓**お酒をすべて捨ててしまう**）

STEP⑥ 自分の状態を客観視する

ウキウキと幸せで、活力に満ちた状態を100％としたとき、解決策を実行する前と、実行した後の、あなたの気持ちは何％ほどなのかを書き出してみましょう。

【例】実行したこと

B：考え、感情

(2) 寂しいと思う自分にイライラする。**（↓飼い犬を抱きしめる＝30％↓60％）**

(3) 死別した相手にひたすら申しわけないと思う。**（↓相手にしてあげたことを書き出してみる＝20％↓70％）**

C：行動

(2) 何をしていても集中できない。**（↓何か美味しいものを作ってみる＝20％↓80％）**

(1) お酒の量が増えた。**（↓お酒をすべて捨ててしまう＝50％↓90％）**

実行前と後を比較して、もし大きな改善効果があったとすれば、それはあなたにとって有効な方法だったと言えます。

STEP⑦ さらに解決方法を考える

他にも、何かできそうな方法はないか考えて書き出しましょう。過去に試してうま

くいった方法はありませんか？

STEP⑧ さらに解決方法を試してみる

【STEP⑦】で書き出した解決方法についても実行してみましょう。

ただし、過度なアルコール摂取、危険なセックス、その他、死の危険がある行為、自暴自棄な行動は行わないようにしてください。そうした行動はつらさを忘れるための依存的な行動で、抜け出せなくなる可能性が高いからです。結果として、死別のつらさよりも、もっと大きなつらさを心身に抱えることになるからです。

Ⅱ. 本来の自分を取り戻すためのレシピ

通常の認知療法はⅠのレシピの作業が中心になります。

ここで紹介するⅡのレシピはアテクシのオリジナルです。パートナーの死別から回復する過程で、アテクシが自分に言い聞かせた考え方です。皆さんもぜひ活用してみてください。

STEP① 本来の自分を思い出す

元気なときの自分の気持ちを思い出しましょう。自分は元々どんな人間だったか、書き出してみましょう。

STEP② 自分の変化を自覚する

いまの自分と、元気なときの自分では、何が変わったのかを比較してみましょう。違いを書き出してみてください。

STEP③ 変化した自分の良い点と悪い点

違いを眺めたとき、いまの自分は前の自分に比べて、悪いことばかりでしょうか？以前と比べて、いまの自分が良くなった点、逆に悪くなった点を書き出してみましょう。いまの自分のほうが良いと思える部分が見つかれば、それは自信につながります。

STEP④ 変化の過程を見つめる

日々、心境の変化を記録していきましょう。つらさを乗り越えはじめると、本来の自分の良いところが戻ってきます。「少しずつでも、ちゃんと乗り越えている」ということに気付きましょう。

「もう戻らない人」との別れに役立つアテクシの言葉

つらいときに唱えると少し楽になれそうな言葉を集めてみました。使えるものをぜひ何度でもつぶやいてみてください。

○関係がうまくいかなくなったときの言葉

関係がこじれてうまくいかなくなると凹むわね。そこから別れにつながることもある。それはそれで仕方なかったことだと思うのがいちばんいい。誰かを悪者にしないほうが引きずらないのよ。

- 性格の不一致というのは原因じゃなくて結果なのよ。
- 人間関係、誰かが悪かったわけじゃないのよ。

・人間って水と油のように合わない人もいる。
これは本来の相性みたいなもので、しょうがないっちゃしょうがないのよ。
・受け入れるためには、やはり時間と距離を置くのがいちばんよ。
・浮気を受け入れるかどうかは、あなたのポリシーでいい。

◯別れの決断が揺れ動くときの言葉

そのときは「これで正しかったんだ」と思ったのに、別れた後は「これで良かったのか？」と揺らいでしまうことがあるわ。でも、決めたことはそのまま、前に進むのがいちばんいい。

・大きな決断をするときは得るものもあれば失うものもある。
最初は失ったものに目を奪われがちなだけ、間違いじゃない。
・人間空いた時間があるとクヨクヨ思い出しちゃうもの。
クヨクヨ思い出しそうになったら気をそらす。
・復縁の可能性は、基本的に相手から言ってくる以外はないの。
・執着を手放すいちばんいい方法は、ぶっちゃけ新しい人を探すことだわ。

最初は「ろくな人がいない」なんて思うかもしれないけれど、コツコツいけばいい人が見つかるものよ。

・できるなら納得いくまで付き合って答えを出しましょ。

・別れによって得られたこともあるわ。

○別れを引きずって苦しいときの言葉

別れはショックが大きいものよ。時と場合によっては、なかなか回復しないこともある。でもいずれは回復するわ。苦しいときに自分に言い聞かせてみて。

・何もできないときは、ただそこにいるだけでいい。

・同じ苦しみが延々と続くことはないわ。波のように変動を伴いながら、少しずつ穏やかになっていく。

・別れというのは無理に乗り越えなくてもいい。

・人間は嫌な感情を同じ刺激のまま感じ取らないから、嫌な感情にもやがて慣れて消えていくわ。

・あまりショックが大きいと涙が出ないこともあるのよ。

そして大丈夫と思ったはずなのに不意に涙が出てくることもある。
それはそれでいい。

○新しい展開に不安になるときの言葉

新しい出会いに目を向けたとき、ふといままでのことを思い出して不安になることもあるでしょう。そんなときに自分に言い聞かせてみましょう。

・別れの苦しみというのは基本的に本人にしか理解できないのよ。
・彼は彼、まだ見ぬ彼はまだ見ぬ彼なんです。
同じライン上で考えない。
・すべては人生の流れの中で考えていく。
あまり理屈にとらわれない。
・連絡したいときは、相手の状況を想像してみましょ。
・過去の別れを忘れたくて何かに夢中になり過ぎると、
体を壊すことがあるから、気を付けて。

Epilogue

ジョセフィーヌへの手紙

ここまで本書を読んでみて、あなたのつらさは少しだけでも楽になりそうでしょうか？　これからまだ長い時間をかけていかなければならないかもしれませんが、最後にはきっと、あなたの納得するところに落ち着くでしょう。そのときには、つらい経験が今後の人生の糧になっていくはずです。

最後にアテクシからジョセフィーヌに宛てた手紙を読んでいただきたいと思います。ジョセフィーヌが亡くなってから3年後、二人の「結婚記念日」に、アテクシが自分の思いをしたためたものです。

＊＊＊

ジョセフィーヌへ

何が起こったとしても、あの素晴らしい時に変わりはないでしょう。

時は過ぎていくものなのがわかっているから、アテクシはそれに透き通り過ぎる樹脂をとぷとぷと流し込んで、閉じ込めておきたいといつも考えています。

いずれ自分の記憶も古くなり、年を取れば記憶もあやふやになっていくことでしょう。そんな風に自分の神経細胞が刻み付けることを忘れる前に、ぜひ固めておきたいのです。

アナタは夢の中で、何度もアテクシに連絡をしてきましたね。アナタはいつもこう言っている。

「大丈夫、最終列車には乗れるよ」と。

それがなんだかわからないけれど、きっとそこにアテクシの求めるアナタとの時間があるんじゃないか、そう思ってアテクシは何度も待ち続けます。でも代わりに来るのは、寂しい朝。アナタのいない毎日がはじまります。

アテクシは、かつて世界の色が失われたと思いました。もう二度と戻らないと思っていた。でもそれは間違っていて、前と色は違うけれど、再び戻ってきたのです。なんとありがたいことでしょうか。

色が変わり、色が消え、また色が戻る。

アナタはアテクシと出会ったときこう言いました。
いまもはっきりと覚えています。

「Ｔｏｍｙに会って、世界の色が変わったんだ」と。

そう言ってくれて、ありがとう。
そう思わせてくれて、ありがとう。

アナタとの出会いがあったからこそ、アテクシはいまも生きていける。
見守ってください。

Ｔｏｍｙ

おわりに

別れを受け入れたとき、新しい自分に出会える

アテクシがうつ病の患者さんを治療していると、よく言われることがあります。「先生、いつになったら私は元の自分に戻れるのでしょうか」と。

うつ病は大変つらい病気で、出口の見えない長いトンネルのなかに放り込まれたような気分になります。うつ病の方の多くは努力家で、むしろ他人より活発に物事に向き合ってきた方が多いですから、治癒過程の意欲のなさや、はっきり動けないことにいらだちと自信のなさを抱えていたりするのです。ですから、治療が終われば、元の何でもできる活発な自分に戻れるはずなのにと、焦ってしまうのです。

しかし、アテクシは患者さんにこう言います。

「元気にはなれます。必ずなれます。だけど、以前のようにがんばり過ぎたから、体調を崩してしまったのです。それを経験したいま、以前と同じ自分に戻る必要はないのです。

うつ病を経験した新しい自分として、生き方を作っていくほうがいいと思います。不調はいままでのやり方だと体が無理をしてしまうというSOSでもあるのですよ。だから新しい自分を一緒に目指していきましょうね」

そう。つらいことがあると、人は「つらいことが起こる前の自分」に戻りたいと思うものです。しかし、一度経験したことは消えません。しかし、それを乗り越えたとき、あなたは別のステージにいるのです。

アテクシはいまでも、ジョセフィーヌと死別したことがつらくて、悲しくてなりません。

でも、その後の大変だった年月を経て、いまのアテクシがあります。あの時期をなかったことには決してできないし、新しい自分は今後もずっと継続して存在していきます。

それは希望なのです。

そして、いずれ自分の寿命を全うしたときに、アテクシはジョセフィーヌに自慢したいと思います。

「どう、ジョセフィーヌ、アテクシがんばってたでしょ?」

精神科医 Tomy

せいしんかい・とみー

1978年生まれ。某国立大学医学部卒業後、研修医を修了し、精神科医局に入局。精神保健指定医、日本精神神経学会専門医、産業医。精神科病院勤務を経て、現在はクリニックに常勤医として勤務する。2019年6月から、本格的に使いはじめたツイッターアカウントが、優しい語りで日ごろのモヤモヤを吹き飛ばしてくれると人気。半年で13万フォロワーを突破し、現在のフォロワー数は17万人以上。覆面で雑誌、テレビ・ラジオ番組にも出演している。著書に累計4万部超のベストセラー『精神科医Tomyが教える1秒で不安が吹き飛ぶ言葉』（ダイヤモンド社）、『失敗しない〝心のお医者さん〟の選び方かかり方』（主婦の友社）、『オネエ精神科医が教える壊れない生き方』（メディアファクトリー）、『おネエ精神科医が説く〝ココロの処方箋〟悩める女子たち、みーんなラクになれるわよ！』（大和出版）など。

@PdoctorTomy

WEB https://ameblo.jp/kazeyokoiyo/

失恋《しつれん》、離婚《りこん》、死別《しべつ》の処方箋《しょほうせん》

別《わか》れに苦《くる》しむ、あなたへ。

2020年7月9日　初版発行

著　者　精神科医Tomy

発行者　小林圭太

発行所　株式会社 CCCメディアハウス
〒141-8205　東京都品川区上大崎3丁目1番1号
電話 販売 03-5436-5721　編集 03-5436-5735
http://books.cccmh.co.jp

装　幀　渡邊民人（TYPEFACE）

本文デザイン　清水真理子（TYPEFACE）

イラスト　カツヤマケイコ

写　真　VictoriaM（http://stock.adobe.com）

校　正　株式会社円水社

印刷・製本　豊国印刷株式会社

 ISBN978-4-484-20218-1